福島の甲状腺検査と過剰診断

ー子どもたちのために何ができるかー

髙野徹　　緑川早苗　大津留晶
菊池誠　児玉一八　／著

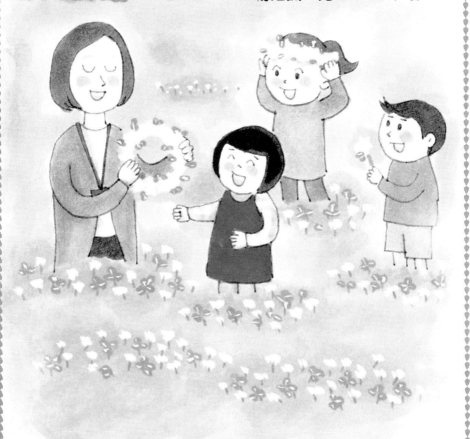

はじめに

－この本で伝えたいこと－

　東北地方太平洋沖地震を引き金にして福島第一原子力発電所で事故が起こってから、2021年春で10年が経ちました。

　この事故によって放出された放射性物質は、福島県をはじめとする東北や関東などの広大な地域を汚染しました。さまざまな研究機関によって放出量についてのデータが蓄積されていき、福島第一原発事故によるヨウ素131の大気放出量はチェルノブイリ原発事故の大気放出量と比較して約10分の1、セシウム137では約5分の1であることが分かりました。また、チェルノブイリ原発は内陸にあったため放射性物質の多くは陸上に降り注ぎましたが、福島第一原発事故では7〜8割は海上へ降り注ぎました。

　福島県では被曝をできる限り少なくするための対策も、積極的に行われました。放射性物質を取り除いて遠ざける除染が行われたことで、空間線量は目に見えて下がるようになりました。食品についても、放射性物質の農産物への吸収を防ぐ対策や、徹底した食品検査が行われました。福島県民の被曝線量を測定した結果、外部被曝線量は幸いにもあまり高いレベルではありませんでした。食品への対策も奏効して内部被曝線量もとても低いレベルに抑えられ、がんの発生率は上昇しないと評価されています。

　福島第一原発事故のために、福島県の多くの方々は甚大な被害を被ってしまいました。そういった中で、事故で放出された放射性物質によって健康影響が出ると考えられる量の放射線被曝はしていない、ということが分かったのは不幸中の幸いでした。

　ところがその一方で、福島県の子どもたちに大変な問題が起こってしまいました。それは、甲状腺検査でがんが数多く発見され、過剰診断という深刻な問題が発生したことです。過剰診断とは、「治療せずに放置しても、生涯にわたって何の害も出さない病気を見つけてしまうこと」です。福島第一原発事故がも

たらした被害の中で、過剰診断はもっとも深刻なものの一つです。

　1986年4月に起こった旧ソ連・チェルノブイリ原発事故では、1990年頃からその周辺で子どもたちに甲状腺がんが多く見つかるようになり、事故で放出されたヨウ素131による被曝がその原因だと考えられました。そのため福島第一原発事故が起こった時も、福島で甲状腺がんが増えるのではないかと考えられて、事故時に0〜18歳だったすべての子どもたちを対象にして甲状腺超音波検査が始まりました。一方で検査が始まった頃には、子どもたちの甲状腺被曝量ががんの増加が考えられるレベルではなかったことも分かっていました。
　2011年から1巡目の検査が開始されると、2年の間に100人を超える子どもたちに甲状腺がんが見つかりました。その当時は子どもの甲状腺がんは非常にめずらしい病気と思われていましたから、福島の子どもたちに何か悪いことが起こっているのではないかという考えが広がりました。その何か悪いこととは過剰診断であり、何の症状もない子どもたちを対象にして超音波検査を行ったことが、その原因だったのです。
　甲状腺がんは、多くの方々が思い込んでいるがんの「常識」にことごとく当てはまりません。甲状腺がんは性質がおとなしいことが知られていて、その中でも子どもの甲状腺がんは特に性質がおとなしく、命を奪うことはほとんどありません。そのような甲状腺がんを見つけてしまうと、ただちに過剰診断という深刻な問題を引き起こしてしまいます。
　甲状腺がんが見つかった子どもたちは必ず、「がんと診断される前の自分に戻りたい」と言うそうです。子どもにとってはがんと診断されること自体が「害」であり、心に深刻な被害を及ぼします。命を奪うことはないがんでも「がん」に変わりはないわけですから、甲状腺がんが見つかった子どもたちには「がん患者」というレッテルが貼られてしまいます。そのことにより、恋愛や結婚、あるいは就職や職場といったさまざまな場面で不利益を被ったり、生命保険やローン契約ができないといった不利な取り扱いを受けたりといった問題もかかえてしまいます。

　福島県の甲状腺検査のように症状のない人に行う検査をスクリーニングといいますが、日本ではかつて、過剰診断が発生したことをふまえてスクリーニン

グが中止になったものがあります。それが神経芽腫スクリーニングです。

　この検査は、赤ちゃんの尿をろ紙に染み込ませて調べるだけでがんが見つけられるという簡便さから全国の自治体に広まっていき、厚生省（当時）が検査への補助を開始しました。それによって無症状の赤ちゃんから、次々と神経芽腫が見つかっていったものの、死亡率にはまったく変化は見られませんでした。結局この検査は、放置しておいても自然に小さくなる無害の神経芽腫を見つけただけだったのです。

　こうしたことをふまえて、2004年度に検査事業は中止となりました。その後、全国で神経芽腫の死亡率が調べられましたが、まったく増加しなかったことが確認されています。

　福島県の甲状腺検査も過剰診断の発生が明らかなのですから、見直しが行われるべきでした。ところが何の議論もされることなく2巡目の検査が始められ、10年たった今では5巡目の検査が行われています。そして、福島県で甲状腺がんの診断を受けた子どもたちは約300人に上っています。

　私たちは、本書において甲状腺検査に関する最新の情報を提供し、それに基づいて福島県の子どもたちに最善の結果をもたらすために、そのありかたをどのようにすべきかを考えてみました。

　第1章には、子どもの甲状腺がんが悪性化しない、転移をしても悪さをしないなど、がんらしくない「がん」であることが書かれています。第2章には、子どもの甲状腺超音波検査にはメリットは証明されておらず、過剰診断という恐ろしい害をもたらすのでスクリーニングに用いてはならないことが書かれています。第3章では、福島で行われた世界初の学校検診によって、どのようにして過剰診断が発生し、それがなぜ止まらないのか、そして被害の拡大を抑え込むにはどうしたらいいかが書かれています。

　第4章と第5章では、検査の当事者であったお二人が甲状腺検査の実情を語っています。第4章は、福島での甲状腺検査がどのように行われているのか、甲状腺がんと診断された子どもたちで何が起こっているのか、海外の専門家が過剰診断問題をどう考えているのかなどが詳細に語られています。第5章では、検査が始まって甲状腺がんが次々と見つかって過剰診断が指摘されていく中で、子どもたちを守るために過剰診断の抑制に向けた動きが作られていく

こと、ところが巨大な壁がそれを阻んでいることが書かれています。

　第6章では、福島での甲状腺検査に関連した多くの文書を詳細に分析しながら、この検査がどうして行われるようになったのか、医学倫理に反する検査をどうしていけばいいのかが提言されています。第7章は、原発事故と甲状腺の間にどのような関連があるのか、福島とチェルノブイリで甲状腺被曝の状況や遺伝子変異にどんな違いがあるのかについて述べています。

　第8章は、現在も続いている福島での甲状腺検査のあり方に疑問を呈して、本当に住民のためにあるべき姿を模索している活動として「POFF（ぽーぽいフレンズふくしま）」、「若年型甲状腺癌研究会（JCJTC）」、「こどもを過剰診断から守る医師の会（SCO）」について紹介しています。

　この本を、福島の子どもたちに心を寄せている方々、子どもたちを守りたいと思っている方々にぜひ読んでいただきたいと考えています。

　本書が、子どもたちを過剰診断の害から守るために役に立てば幸いです。

（児玉　一八）

＊各節の末尾に執筆者を付記してあります。内容に関する責任は各執筆者が負います。

もくじ ● 福島の甲状腺検査と過剰診断

第4章　甲状腺検査の現場から見えるもの

第5章 甲状腺検査、巨大事業体制の厚い壁

第1章

甲状腺がんとはどんながんなのか

　今、福島では世界の医学の歴史に残るような重大な事件がおこっています。それについて、これからできるだけわかりやすく説明していきますが、その話を始める前に、1986年の旧ソ連のチェルノブイリ原発事故の時起こったことを知っておいていただく必要があります。すべてはここから始まっているからです。

　その頃、子どもの甲状腺がんは百万人に数人しか発生しない非常に珍しい病気と考えられていました。しかし原発事故の後、チェルノブイリの周辺（現ウクライナ、ベラルーシなど）では1990年頃から小さな子どもたちに甲状腺がんが多く見つかるようになり、事故によって空気や水に放出された放射性物質が原因と考えられました。そこで、日本人を中心とした専門家チームが当時最新鋭の医療機器であった超音波検査装置を現地に持ち込んで検査し、たくさんの子どもたちに甲状腺がんを見つけたのです。

　現在までに7000人程度の子どもや若者に甲状腺がんが見つかり手術されています。その結果、甲状腺がんが原因で0亡くなった人はほとんどいませんでした。彼らの命を助けた、ということで専門家チームは現地の人たちに非常に感謝され、チェルノブイリの英雄とたたえられました。

　福島で2011年に東日本大震災が起き原発事故が発生した時、専門家たちの頭にまず浮かんだのは、今後福島で子どもの甲状腺がんが増えるのではないか、という懸念でした。そして、それに対する対応策を考えたときに、チェルノブイリでの成功体験が大きく影響したのです。2011年中にさっそく甲状腺超音波検査を中心にすえた健康調査が県内の未成年者全員を対象に開始されました。

　それから10年目の2021年の現在、福島県で約300人の子どもや若者が甲状

腺がんにかかっている、という診断を受けています。このような若い人たちが
がんにかかること自体まれですし、甲状腺がんという病気もあまり普段耳にす
ることもないでしょう。福島でなにかしら悪いことがおこっている、というこ
とはすぐにわかります。実は、この事件は甲状腺がんという病気がどういうも
のか、という点について多くの人たちが勘違いをしたことから起こったのです。

　それでは、まずは甲状腺がんが本当はどんな性質のものなのか、というとこ
ろから説明していきます。おそらく、皆さんが今まで聞かされてきたものとは
まったく違う話がいくつも出てきます。しっかり勉強していきましょう。

第1節　転移していても治療すべきでない甲状腺がんがある

1．多段階発がん説ってなに？

　がん、という言葉を聞いて、どんな病気だと思いますか。大変な病気、と思
うのは間違いないでしょう。また大変であるがゆえに、早く見つけて早く治療
してもらわなくては、とも思うでしょう。さらに、がんが転移している、と
言われたらどういう気分になりますか。お墓の準備でもしようかな、と考える
かもしれません。このようながんのイメージは、多段階発がん説という学説
が1970年代からがんの研究者たちによって唱えられたことから定着しました。
この多段階発がん説について、まず説明しましょう。

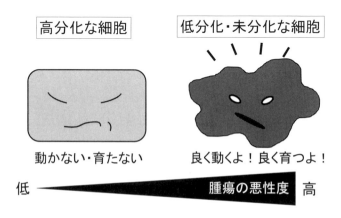

図 1-1　高分化な細胞と低分化な細胞の違い

最初に、細胞の分化度ということを理解する必要があります（図1-1）。おとなのからだをつくっている細胞のほとんどは分化しきった細胞です。細胞は成長期にはからだを大きくするためにどんどん分裂して増えますが、その時期をすぎると分裂する能力が落ちてきます。また、成長期には細胞たちは臓器、例えば肝臓とか腎臓とかをしっかり形づくっていかないといけないので、お互い自分の位置を変える必要があり移動する能力が高いのですが、成長しきってしまえばそのような能力も不要です。すなわち、分化しきった細胞というのは成長期の細胞と違って増殖もしないし移動もしません。ただ単に自分たちに任された特定の役割を果たすだけの細胞なのです。

　がんなどの腫瘍において高分化ながんというのは、増殖する能力や移動する能力（これを転移能といいます）が低いものを指し、低分化あるいは未分化ながんというのは成長期の細胞のようにそれらの能力が高いものを指します。そしてこれらの能力が高いことを指して悪性度が高い、といいます。悪性度の高いがんほど経過が悪いのです。

　患者を殺すがんと殺さない良性腫瘍の区別は転移能の有無によって判断されてきました。多段階発がん説ではがんは転移能を持たない分化しきった正常な細胞が遺伝子に異常をきたす（傷が入ることです）ことによって、まず無限に増え続ける力、つまり増殖能を獲得し、良性腫瘍になります。さらにどんどん増えていくうちに、遺伝子の傷がますます深くなって性質が変化して顔つきが悪くなり、最後に転移能を獲得して患者を殺す、と考えられてきました（図1-2）。

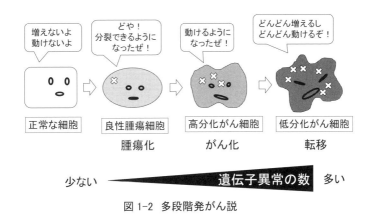

図 1-2　多段階発がん説

すなわち、高分化な細胞が時間の経過とともに低分化な細胞に変化するということです。ざっくりいうと、良性のものでも放置しておくと腫瘍はだんだん悪くなる、そして転移をするようになってしまえばもうおしまいだ、というのが最近まで多くのがんの研究者や医師が持っていたイメージです。この考え方に基づけば腫瘍は早く見つけて早く治療することにこしたことはない、良性であっても悪性になる確率はゼロではないから放置はできない、ということになります。ですから、がんという病気に関してはその疑いがある段階で早めに治療する、すなわち早期診断・早期治療が最も大事なこととされていました。もちろん、甲状腺がんもそのように考えられていたのです。[*1]

　甲状腺は首の前にある 15 ｇほどの小さな臓器です。甲状腺のがんには性質が非常におとなしく、治療しやすい分化がんと、逆に非常に悪性度が高い未分化がんがあります。分化がんには乳頭がんと濾胞がんがあります。乳頭がんの５年生存率は 90 ％を超えています。これに対して未分化がんは非常に進行が早く、見つかってしまうと患者は１年以内に亡くなります。いちばん数が多く、しかも診断しやすいので、超音波検査でよく見つかるのが乳頭がんです。

　甲状腺は皮膚のすぐ下にあるので超音波でみれば小さな腫瘍までわかります。また、皮膚の上から甲状腺に細い針を刺して腫瘍の細胞を取ってくる穿刺吸引細胞診が麻酔もなしに簡単にできるので、数㎜の非常に小さながんまで診断できてしまうのです。まさに早期診断・早期治療を実践するには格好の臓器なのです。

２．甲状腺がんの早期診断は無駄だった！

　ところがちょうど東日本大震災が起こった頃から、甲状腺がんに関して今までの考え方をひっくり返してしまう、おどろくべき事実が次々とわかってきました。韓国では 2000 年以降、女性が甲状腺がん検診として超音波検査を安い値段で受けられるようにする政策が始まり、受診する人が爆発的に増えました。その結果、多くの人たちに小さな甲状腺がんが見つかり、女性で甲状腺がんにかかった人の数は、15 倍にも膨れ上がりました。がんを見つけたお医者さんたち、がんが見つかった患者さんたちはどうしたと思いますか？　もちろん、早く発見できて助かった、と喜んで手術で切除したのです。

ところが、それからしばらくたって妙な現象が起きていることがわかってきました。甲状腺がんが原因で死ぬ人の数がまったく減ってこないのです。多段階発がん説で考えられていたように、超音波でしか見つからないような小さながんが悪性化して患者を殺しているなら、手術で取ってしまえば死亡する人は必ず減るはずです。最初は甲状腺がんは非常に成長が遅いので、死ぬ人が減ってくるのに時間がかかるのだ、と考えられていました。しかし、5年たっても、10年たっても、さらに20年たっても一向に減ってこなかったのです。小さな甲状腺がんを超音波検査で見つけて手術をすることは無駄だったのです。^{*2}

3．悪性化しない・転移しても悪さをしない甲状腺がんがある

　さらに奇妙なことが分かってきました。このような小さな甲状腺がんでも首のリンパ節などをていねいに調べると、結構な割合（60％以上という報告もあります）ですでに転移をきたしているのです。^{*3}すなわち、転移をきたすような末期状態にありながら、これらのがんは患者を殺すことがないので治療しない方がよい、ということです。どうしてこんなことが起こったのか、みんな首をかしげました。

　その答えとなった日本からの別の研究があります。1 cm以下の小さな甲状腺がん（これを微小がんといいます）は、患者が手術をためらうことも多いため、しばらく手術をせずに経過を観察することがあります。そのような患者を10年、20年といった長期間観察したデータが出てきました。^{*4}その結果、超音波検査でしか見つからないような小さな甲状腺がんは、ほとんど大きくならないことがわかりました。しかも、40歳未満の若い人では多少増えますが、60歳を超えるとほとんど成長しません。小さながんを長期間ほっておくと悪性化してどんどん成長が速くなるなら、年齢が高くなるほど成長が速くなるはずですが、正反対の結果です。すなわち、小さな甲状腺がんに限って言えば、悪性化しないし、途中で成長を止めるので悪さをしないのです。このような理由で、小さな甲状腺がんを見つけて手術してもまったく効果がなかったのです。

　超音波検査でしか見つからないような甲状腺がんはおとなでは検査を受けると非常によく見つかります。そして、これらは「転移していても治療すべきではない」という従来の常識からはかけ離れたがんであったのです。

参考文献

* 1 Kondo K, *et al.* Pathogenetic mechanisms in thyroid follicular-cell neoplasia. *Nat Rev Cancer* 24:292-306, 2006.

* 2 Ahn HS, *et al.* Korea's thyroid-cancer "epidemic"--screening and overdiagnosis. *N Engl J Med* 371:1765-1767, 2014.

* 3 Wada N, *et al.* Lymph node metastasis from 259 papillary thyroid microcarcinomas: frequency, pattern of occurrence and recurrence, and optimal strategy for neck dissection. *Ann Surg* 237:399-407, 2003.

* 4 Ito Y, *et al.* Patient age is significantly related to the progression of papillary microcarcinoma of the thyroid under observation. *Thyroid* 24:27-34, 2014.

第２節　甲状腺がんには２種類ある

１．甲状腺がんの自然史を学ぼう

　前の項で述べた現象を理解するには、甲状腺がんがどうやって発生して、どうやって成長していくのかということ（これを自然史といいます）を知る必要があります。最近の研究でかなり詳しいことがわかってきています。

　ちょっと前までは、甲状腺がんは中年以降に発生し、そこから大きくなって患者を殺す、ただし、非常に成長が遅いので早めに手術をしたらほとんど大丈夫、といわれていました。すなわち、甲状腺がんはカメであり、より成長速度が速くて経過が悪い肺がんや胃がんはウサギ、そして極端に経過の悪い膵がんはチーターである、というような説明がなされていました（図1-3）。

　しかし、この説明では、なぜ転移までしていても治療しなくてもよいがんがあるのか、ということがよくわかりません。図を大幅に書き換える必要があるのです。

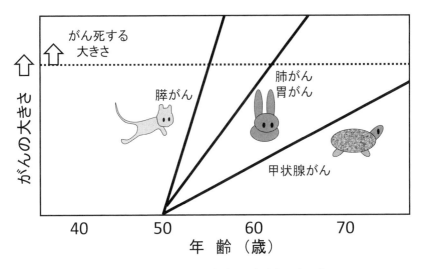

図1-3　今までの甲状腺がんの自然史の考え方

2．途中で成長を止める甲状腺がんがある

　超音波検査でしか見つからないような小さな甲状腺がんはどのくらいあるの
か、という点に関しては、少し前まで多くの病院で行われていた人間ドックの
甲状腺がん検診のデータがあります。超音波検査も人がやるものですから、担
当者の技量によって多少のばらつきはありますが、30代以降のおとなではお
おむね0.5％、すなわち200人に1人に小さな甲状腺がんが見つかります。[＊1]

　この頻度は中年以降は大きくは変化しません。また、前の節で紹介した甲状
腺がんを手術しないで経過観察したデータから、このような小さながんが年齢
とともにどのように経過するかがわかります。まとめると、40歳未満の比較
的若いうちは、ある程度（といっても数年がかりで数ミリというレベルですが）成
長しますが、60歳以上ではほとんど成長しません。また平均すると10年観察
しても明らかな増大を示すのは1割もありません。手術をしてみると首のリン
パ節などに転移している例が多数あることは前に述べました。したがって、こ
れらの大部分は転移はきたすものの、ほとんど成長しないまま一生終わる、と
いうことがわかります。

　25歳くらいまでの甲状腺がんがどのように成長するかを調べるには、福島

県民健康調査で超音波検査で年齢別にどれだけの数の甲状腺がんが見つかったのかがわかっているので、そのデータが使えます。[*2]「放射線の影響があるんじゃないの？」と思われる方がおられるかもしれませんが、被曝のほとんどなかった会津地方でもその他の地域とあまり数が変わっていないので、放射線の影響はあるとしても結論を大きく変えるものではない、と考えてよいでしょう。

　そうすると、小さな甲状腺がんはおおむね10歳頃から超音波検査でぱらぱら見つかるようになり、10代なかば、ちょうど高校入学頃から20歳にかけて急激にその数が増加します。また、大きながんほど成長が遅い傾向があることがわかっています。[*3]つまり、10代の甲状腺がんは小さいうちは成長が速いのですが、大きくなるにつれて成長が鈍る、ということです。

　また成人のがんでも同様なのですが、甲状腺がんは周囲に広がる能力が高いので、超音波検査でしか見つからないような小さな段階で甲状腺の外にすでに広がっています。実際、福島の子どもたちの例でも、手術後丹念に調べると、ほとんどの症例で甲状腺の周囲や首のリンパ節にまで甲状腺がんが広がっていました。[*4]転移はするけども成長は鈍っていく、というのはおとなで観察された現象と一緒です。おとなで観察された現象のより早い時期をみている、と理解したらよいでしょう。

3．甲状腺がんは子どもの頃にできる

　では、甲状腺がんのそもそもの発生はいつなのでしょうか。チェルノブイリ原発事故で放射線の影響を受けて甲状腺がんが発生したのは、主に5歳までの乳幼児でした。[*5]また、バセドウ病という甲状腺の病気では、患者の甲状腺を小さくするために大量の放射線を当てて治療しますが（驚くなかれ、福島で騒がれた量の100万倍です）、おとなでは治療の後甲状腺がんはまったく増えません。[*6]したがって、甲状腺がんは小さな子どもの頃までに発生している、ということになります。甲状腺の細胞の大きさは約10μm（μmはmmの1000分の1）です。1個のがん細胞が超音波で見つかる数ミリのレベルまで大きくなるには、25回程度の分裂が必要です。つまり、10代、20代で超音波で見つかるような甲状腺がんは小さな子どもの頃に発生した後、年1〜2回の分裂を繰り返して成長してきたわけです。

4．子どもや若者に見つかる甲状腺がんは「昼寝ウサギ型」

　20歳代後半のデータは乏しいですが、福島県民健康調査のデータとおとなの微小がんの経過観察のデータの間の欠けている期間はわずか5年程度しかないわけですから、同じ傾向で連続している、としても問題ないでしょう。同様の傾向は剖検のデータからもわかります。剖検というのは、何らかの原因で死亡した人が死因を調べるために解剖に回った時のデータを集めたものです。日本病理学会のホームページで誰でもデータを見られますので、興味のある方はご覧になってください。[*7] 解剖しないとわからないような小さな甲状腺がんの数は、10代後半から急速に増えて30代くらいでいったんピークを付けています。また大学での学校検診でも甲状腺がんは1000人に1人くらい見つかります。[*8] つまり、高校生以降では、小さな甲状腺がんは一生懸命見つけにいけばそれなりに見つかる、ということです。

　まとめますと、子どもや若者に発生する甲状腺がんの自然史について以下のようなことがいえます。甲状腺がんの細胞の最初の1個は乳幼児の頃に発生します。その後、10代、20代くらいまでは比較的急速に増大します。ただし、「急速」といっても月単位で大きくなるわけではなく、あくまでも年単位で大きくなるのが確認できる、というレベルです。また、この段階で甲状腺の周囲や首のリンパ節にまで広がります。非常に成長の速いごく一部のがん（多めに見つもっても10個に1個もないと推計されます）は、サイズが相当大きくなって若いうちに臨床がん、すなわち外からしこりとなって確認できるがんとなり、手術が必要となります。

　しかし、このように成長が速いものでさえも、「どんどん悪性化する」ということはありませんので、ほとんどが治療によって完治したりおとなしくなったりして、命をとられることはまずありません。その他の大部分のがんは30代を迎えると成長がかなり鈍化し、ほとんど増えなくなります。そして60歳を超えるとまったく増えません。このようにして、転移まで起こしていながらも検査さえ受けなければ一生気づかれることなく終わるのです。

　図1-4に今までの説明をまとめたグラフを書きます。このようながんは最初はウサギなのですが、そのうち成長を止めます。ちょうど、イソップ物語に出

てくるカメと競争したウサギのように、途中で寝てしまうのです。「昼寝ウサギ型のがん」と呼んでいいでしょう。

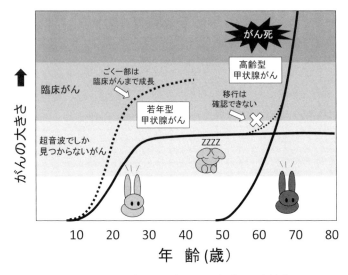

図 1-4　最近わかってきた甲状腺がんの自然史

5．子どもの甲状腺がんは「がん」なのだけれど、がんらしくない「がん」

　子どもや若者に発生する甲状腺がんは「患者に悪さをすることは滅多にない」という点からは良性に限りなく近いものです。ただ明らかに転移をしているので、病理学的には「がん」の分類に入れざるを得ません。最近では、甲状腺にかぎらず、他の臓器のがんでも病理学的にはがんとしか定義できないのに、病気の経過が良性の腫瘍と区別がつかないような性質のものが見つかるようになっており、病理医を悩ましています。

　甲状腺がんにおいても、香川がん検診センターにおられた武部晃司先生が「無実のがん」という表現を使われていました。ただ、このような若者に発生するがんが「無実」か、というと、ごく一部ではありますが、手術をしないと命にかかわる（逆にいうと、きちんと治療すれば命にかかわることはほとんどないのですが）ものがあるので、そうとは言い切れません。そこで私は最近の論文ではSelf-limiting Cancer（SLC）という用語でこのがんを呼んでいます。[*9]

つまり、このがんは転移する立派ながんなのだけれども、無限に増殖するわけでなく、いつかは成長を止める性質があるのでほとんどが無害であるし、害があるものもきちんと治療すればまず問題ない、という性質を持っているのです。日本語のきちんとした訳はまだできていませんが、「自己限定的ながん」とでも呼んでいただいたらよいかと思います。また、若い人に発生するがん、というのも長たらしいので若年型甲状腺がん、と呼んでいます。

6．患者を殺す甲状腺がんは高齢者だけに発生する

　しかし、現在でも日本人の約1000人に1人は甲状腺がんが原因で亡くなられています。若年型甲状腺がんが死亡につながらないなら、どんな甲状腺がんでこれらの方々は亡くなられているのでしょうか。はっきりわかっているのは、死亡例はおおむね50歳以上で、高齢になるほど増えてくる、という事実です。[10]しかし、50歳以上であっても、超音波でしか見つからないような小さながんは死亡原因になりえないことが、韓国のデータや小さながんの経過観察のデータから明らかです。ということは、50歳以上で、見つかった時点で超音波検査でしか見つからないレベルのサイズを超えているもの、が危険だということになります。つまり、患者を死亡させるような甲状腺がんは50歳以降で突然発生し、その最初の成長が非常に速いため超音波検査でしか見つからないような段階、すなわち数mmから2cmくらいの間で発見されることは極めてまれである、ということになります（図1-4）。

　これを「高齢型甲状腺がん」と呼びます。高齢型甲状腺がんはカメではなくウサギです。このがんは従来のがんの見方・考え方で対応してもよいがんです。すなわち、早期発見・早期治療が有効です。ただし、このようながんは若者には発生しません。甲状腺がんはカメではありません。今まで甲状腺がんがカメだと思われていたのは、高齢者では昼寝ウサギであるまったく成長しない若年型のなれの果てと高齢型のウサギが混在していて、平均するといかにも成長が遅いように見えていたからなのです。

参考文献
＊1　志村浩己「日本における甲状腺腫瘍の頻度と経過 - 人間ドックからのデータ」

日本甲状腺学会雑誌 1:109-113, 2010.

＊2　Suzuki S, *et al.* Childhood and adolescent thyroid cancer in Fukushima after the Fukushima Daiichi Nuclear Power Plant accident: 5years on. *Clin Oncol* 28:263-271, 2016.

＊3　Midorikawa S, *et al.* Comparative analysis of the growth pattern of thyroid cancer in young patients screened by ultrasonography in Japan after a nuclear accident: The Fukushima Health Management Survey. *JAMA Otolaryngol Head Neck Surg* 144:57-63, 2018.

＊4　Suzuki S, *et al.* Histopathological analysis of papillary thyroid carcinoma detected during ultrasound screening examinations in Fukushima. *Cancer Sci* 110:817-827, 2019.

＊5　Nikiforov Y, *et al.* Pediatric thyroid cancer after the Chernobyl disaster. Pathomorphologic study of 84 cases (1991-1992) from the Republic of Belarus. *Cancer* 74:748-766, 1994.

＊6　Holm LE, *et al.* , Malignant thyroid tumors after iodine-131 therapy: a retrospective cohort study. *N Engl J Med* 303:188-91, 1980.

＊7　Takano T, Natural history of thyroid cancer. *Endocr J* 64:237-244, 2017.

＊8　小倉俊郎ら「大学新入生における潜在性甲状腺機能異常に関する研究」科学研究費助成事業研究成果報告書　課題番号 23500801 2014.

＊9　Takano T, Overdiagnosis of juvenile thyroid cancer: Time to consider self-limiting cancer. *J Adolescent Young Adult Oncol* 9:286-288, 2020.

＊10　Kauffmann RM, *et al.* Age greater than 60 years portends a worse prognosis in patients with papillary thyroid cancer: should there be three age categories for staging? *BMC Cancer* 18:316, 2018.

第3節　甲状腺がんが「悪性化する」証拠はない

1．若年型甲状腺がんが高齢型に変わることはあるの？

　現在専門家の間で議論になっている問題は、「若年型甲状腺がんが高齢型甲状腺がんに移行することがあるのか」、という点です。イギリスのウイリアムズという病理学者は、高齢型甲状腺がんは若年型甲状腺がんから発生するという説を唱えており（ウイリアムズ説）、少なからぬ専門家、とくに今まで多段階発がん説を信じてきた専門家がこの説を支持しています。[*1]

　しかし、私はこの説は誤りではないかと考えています。単純に計算が合わないからです。前に述べた通り、超音波で見つかるレベルの小さな甲状腺がんは、成人では200人に1人程度が持っています。また、日本人が甲状腺がんが原因で死ぬ確率は、おおよそ1000人に1人です。ウイリアムズ説が正しいとすると、小さな甲状腺がんを持っている5人に1人（20％）が甲状腺がんで死んでいることになります。

　この計算が正しいということになると、超音波検査で甲状腺がんがたまたま見つかった人は、手術せずにそのまま放置しておいたら、将来非常に高い確率で甲状腺がんで死ぬことになります。しかし、次の2つの事実を考えれば、これはちょっと違うのではないか、と思うでしょう。

　まず、韓国で小さな甲状腺がんを大量に手術しても甲状腺がんの死亡率はまったく低下しませんでした。また、現時点までに世界中で数千人の患者が最長20年以上にわたって手術を受けずに観察されていますが、甲状腺がんが原因で死亡したり、観察しているうちに未分化がんのようなさらに悪性のがんに変化したような患者は、ただの1人も報告されていません。性質のおとなしい若年型甲状腺がんが悪性度の高い高齢型甲状腺がんに変化することは、仮にあるとしても極めてまれ、と考えるべきでしょう（図1-4）。

　若年型が高齢型に変化しないなら、中年以降で発生する高齢型甲状腺がんはどうやってできているのでしょうか。この疑問に対しては私を含め世界の専門家たちがいろいろな説を出していますが、現時点ではまだよくわかっていません。

2．甲状腺がんがより悪性に変化することはあるの？

　では、どうして甲状腺がんは悪性化する、と信じられてきたのでしょうか。かなり以前から良性の甲状腺腫瘍ががんに変化することはない、ということはよく知られていましたし、最近の論文でもそれは裏付けられています^{＊2}。

　唯一、甲状腺がんが悪性化していく証拠とされてきたのが、未分化がんを手術で摘出してみると、同じ場所に分化がん、すなわち乳頭がんや濾胞がんが見つかることが多いという事実です^{＊3}。分化がんの方が性質がおとなしいので分化がんが悪性化して未分化がんになったのだろう、と考えられてきたのです。これが正しいかどうかということをこれから考えていきますが、遺伝子の話をもちだす必要があります。苦手な人がいるかもしれませんので、できるだけ丁寧に説明していきましょう。

　手術で取り出された甲状腺から、分化がんと未分化がんをそれぞれ取り出して遺伝子を解析すると、分化がんと未分化がんで同じ遺伝子（遺伝子a1としましょう）の傷（異常）が見つかることがあります。そこでこの遺伝子とは別の、未分化がんの部分でしか傷が見つからない遺伝子（遺伝子b1としましょう）を発見しました、という実験の結果を出して、まず遺伝子a1が異常になることで分化がんができ、さらに遺伝子b1の異常が積み重なることで悪性化して未分化がんができたのだ、と解釈している論文が過去に数多く発表されてきました（図1-5）。

　この話はごく最近になって間違いではないかといわれるようになってきました。近年、全ゲノム解析や全エクソーム解析という技術を用いて、1個、2個の遺伝子ではなく、がんの細胞が持っているすべての遺伝子の異常を一度に調べることができるようになりました。分化がんと未分化がんが合併している症例で、それぞれの部位の遺伝子の異常をすべて調べてみた、という報告が3つの別々の研究グループから出ています^{＊4,5,6}。3つの報告ともほぼ同じ結果です。

　なにしろ細胞が持っている遺伝子を全部調べるのですから、このような実験をするとものすごい数の遺伝子に異常が見つかります。たしかに、分化がんと未分化がんで一部共通した遺伝子の異常（これをA群としましょう）もあったのですが、それとは別に未分化がんだけにしか起こっていない（B群としましょ

う）、分化がんだけにしか起こっていない（C 群としましょう）遺伝子の異常も数多く見つかりました（図 1-5）。

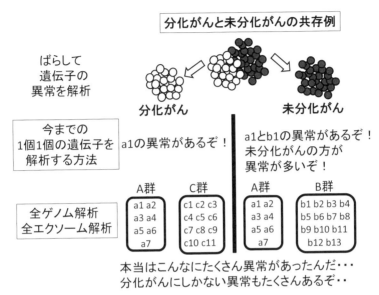

図 1-5　分化がんと未分化がんにおける遺伝子異常の解析結果の以前と今

　今までは先に説明したように、A 群に属する 1 個だけの遺伝子 a1 と B 群に属する 1 個だけの遺伝子 b1 の異常を見つけて、分化がんが未分化がんに変化している、といってきたのですが、問題は C 群の存在です。分化がんの細胞が未分化がんの細胞に変化しているなら、分化がんで起こった異常が元に戻ることはないわけですから、C 群は未分化がんに引き継がれていないとおかしいです。そうなっていない、ということは分化がんの細胞が悪性化して未分化がんの細胞になる、という話は間違いで、両者は共通の細胞（おそらく幹細胞ではないかと考えられています）から発生しているのですが早々に分かれており、たまたま同じ場所にいて別々に育ってきた、そして未分化がんの方が成長しだすのが遅く、しかし成長しだすとそのスピードが速いので、いかにも分化がんが未分化がんに変化したように見えていただけだ、ということがわかってきたのです（図 1-6）。

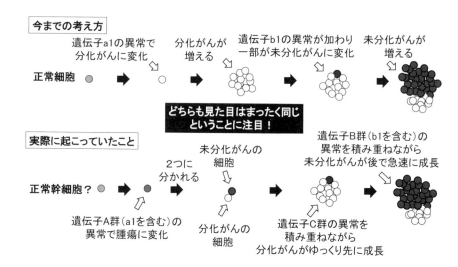

図 1-6　分化がんから未分化がんへの変化の今までの考え方と実際に起こっていたこと

　このような形で変化していても、外から見たら元々あった分化がんのなかから未分化がんが出てきたように見えます。そのように見えていたとしても、細胞レベルでは悪性度の低い細胞から高い細胞への変化、すなわち悪性化は起こっていないのです。

　おとなしい甲状腺腫瘍が長期間放置しておくと悪性化する、というあきらかな証拠はありません。例えば、良性の甲状腺腫瘍ががんに変わったり、若年型甲状腺がんが悪性度の高い高齢型に変わったり、分化がんが未分化がんに変わったりするという学説に対しては、最近になって否定的なデータが出てきているのです。

参考文献

＊1　Williams D, Thyroid growth and cancer. *Eur Thyroid J* 4:164-173, 2015.

＊2　Durante C, *et al.* The natural history of benign thyroid nodules. *JAMA* 313:926-935, 2015.

＊3　Takano T, *et al.* BRAF [V600E] mutation in anaplastic thyroid carcinomas and their accompanying differentiated carcinomas. *Br J Cancer* 96:1549-1553, 2007.

＊4 Capdevila J, et al. Early evolutionary divergence between papillary and anaplastic thyroid cancers. *Ann Oncol* 29(6):1454-1460, 2018.

＊5 Dong W, et al. Clonal evolution analysis of paired anaplastic and well-differentiated thyroid carcinomas reveals shared common ancestor. *Genes Chromosomes Cancer* 57:645-652, 2018.

＊6 Paulsson JO, et al. Whole-genome sequencing of synchronous thyroid carcinomas identifies aberrant DNA repair in thyroid cancer dedifferentiation. *J Pathol* 250:183-194, 2020.

第4節 専門家たちは急には考え方を変えられない

1. 専門家の間でもがんの考え方は揺れ動いている

　このように、最近のデータからは甲状腺腫瘍の悪性度はそもそもの最初の発生の時点で決められているのだ、という話の方が正しそうに見えます。目ざとい研究者は多段階発がん説でがんの発生を説明するのは無理だ、と考えて新しいアイデアを出そうとしています。ですから、最近は同じ多段階発がん説といっても、様々なバリエーションが出てしまっていて非常にややこしいのですが、本書で「甲状腺の多段階発がん説」といえば、「おとなの甲状腺細胞が遺伝子異常の積み重ねで悪性化して発生する」説だと考えてください。

　多段階発がん説の最初の提唱者の一人であるフォーゲルシュタインは、最近の論文で、すべてのがんはおとなの甲状腺細胞のようにすでに分化してしまった細胞からは発生しない、もっとも分化度の低い幹細胞という細胞からしか出ない、という大胆な論文を発表しています[＊1]。がんが増殖能や転移能など、もともとがんとほとんど同じような性質を持っている幹細胞から発生するならば、良性のものが悪性に変化する過程は不要になるわけで、もはや多段階発がん説とはかけ離れたモデルです。

　私は20年以上前に甲状腺がんで同じような考え方の芽細胞発がん説（fetal cell carcinogenesis）という学説を発表しています[＊2]（図1-7）。これは、分化しきっ

た細胞が先祖返りでがんになるのではなく、正常の発生の過程で、本来分化すべき細胞が途中で正しいコースから外れることで、がんなどの腫瘍となる、という考え方です。この学説の理論を理解すれば、今まで紹介してきた甲状腺がんで起こっているいろいろな現象は非常に理解しやすくなりますが、本書の理解には不要ですのでここでは解説を省きます。興味のある方は元の文献をお読みください。

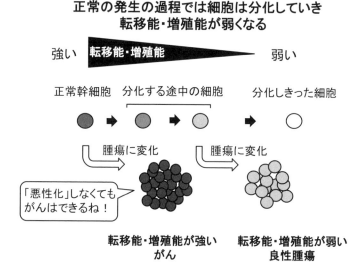

図 1-7　フォーゲルシュタイン・髙野らの考え方

2. 「がんは悪性化する」と信じるがゆえに医師が語るおかしな説明

　ただ、臨床医たちはここ数年の急激な変化についていけなくなってしまっていて、臨床現場ではよくおかしな説明がされています。最近は微小がんはみつかってもすぐに手術せずにしばらく経過をみることが多くなっています。その場合、患者にはすぐに治療しなくても大丈夫ですよ、と説明するでしょう。その一方で、多段階発がん説に基づくならば、小さながんを放置しておくと悪性化して未分化がんになる、という説明もするわけです。患者はどっちを信じていいのかわかりません（図1-8）。

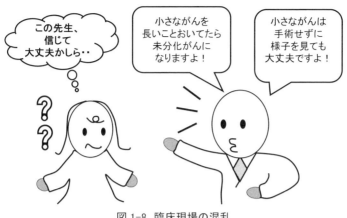

図1-8 臨床現場の混乱

　微小がんがどんどん悪性化したり、未分化がんに変化したりするなら、ふつうは6か月に1回程度超音波検査で監視していく方針である経過観察などうまくいくはずがありません。未分化がんと診断されたら平均6か月程度で死亡してしまうのですから、観察の合間で患者がどんどん死んでしまうことになるはずです。経過観察が可能であるということ自体、小さな甲状腺がんは悪性化しないという証拠でもあるのです。

　また、これは前に少し説明しましたが、バセドウ病にかかったおとなを放射線で治療することがしばしばあります。甲状腺にちょっと信じられないレベルの大量の放射線を当てますので、患者は必ず「甲状腺がんになりませんか？」と聞いていきます。これも多段階発がん説ではうまく返答できません。甲状腺の細胞や良性の腫瘍細胞が悪性化してがんになるというなら、大量に被曝させておいてがんが出ないはずがないのですが、事実としてがんは発生しないので、「おとなの甲状腺の細胞がおかしくなってがんがでます。でも甲状腺に大量の放射線を当ててもがんはでません」というとんちんかんな説明になってしまいます。私自身はがんを発生させることができる細胞は子どもにしかないからおとなはがんにならない、と説明しています。

3. 専門家が急には態度を変えられないことが
   無駄な診断・治療につながる

専門家であるほど、大きな思い違いがあった時に、正しい判断を受け入れるのに時間がかかる傾向があります。自分が今まで長年信じてきた考え方が間違っているのではないか、とわかっても、むしろそれまでの考え方を微調整するだけでなんとかならないか、と知恵を絞りだすことに心血を注いでしまいがちなのです。180度意見を変えたフォーゲルシュタインのような思い切りのある研究者は、非常にまれです。

古典的な多段階発がんを信じている専門家は、早期診断・早期治療の正当性をことさらに主張する傾向があります。どんな腫瘍でも一定の確率で悪性化するなら早期診断・早期治療が無駄であることなどあろうはずがないからです。韓国で発生した無駄な手術が積み重なってしまった被害も、韓国の専門家たちが小さな甲状腺がんは必ず悪性化するんだ、と信じて手術をひたすら続けたことで起こりました。また後でも述べますが、福島の子どもで見つかっている小さな甲状腺がんは、おとなになってから悪性化するがんを早期に見つけているんだ、と主張している日本の専門家も少なくありません。

この本では最新のデータを基にして「現時点で最も確からしい」考え方を示しました。ここまで読んでこられた方はこれまでの話で納得されているかと思います。しかし、すべての専門家がこの本で書かれているような話に納得しているわけではないのです。ですから、甲状腺がんに関して専門家の意見を聞くときには注意が必要です。

では、何を信じたらよいのでしょうか。最も大事なことは、専門家が集まって意見をすり合わせた国際的なガイドラインに書かれていることを、まず基本に考えることです。例えば、後で出てくる世界保健機構（WHO）のがん専門部会のIARC（International Agency for Research on Cancer）が最近出したガイドラインの解説では、甲状腺がんがどうやって発生するのか、ということに関して、前にあげたウイリアムズ説と本書で説明した説（高野説）が併記されていますが、今までいわれてきた多段階発がん説は記載がありません。あきらかにもう時代遅れになっているのです。[*3]

参考文献

* 1　Tomasetti C Vogelstein B, Variation in cancer risk among tissues can be explained by the number of stem cell divisions. *Science* 347:78-81, 2015.

* 2　Takano T, Fetal cell carcinogenesis of the thyroid: A modified theory based on recent evidence. *Endocr J* 61:311-320, 2014.

* 3　IARC expert group on thyroid health monitoring after nuclear accidents. Thyroid health monitoring after nuclear accidents (IARC technical publication 46). International Agency for Research on Cancer, Lyon, France, 2018.

（髙野 徹）

第2章

甲状腺超音波検診は
何をもたらしたのか

これまでの話で、甲状腺がんがどのようにできて、どのように成長していく
のか、ということがわかったと思います。ここからは今まで説明してきた甲状
腺がんの自然史に関する新しい情報から、現在、福島県で行われているように
無症状の子どもや若者に対して甲状腺超音波検査による検診を行うと、どんな
良いことがあってどんな悪いことがあるのかを考えてみましょう。

第1節　症状がないのに超音波検査を受けても、
　　　　　いいことは何もない

1．甲状腺超音波検査をがん検診として用いてはならない

まずは、超音波検査を受けるとどんなよいことがあると考えられるのか、情
報が豊富なおとなのケースから調べていきましょう。超音波検査などで小さな
がんを早期に見つけることの意義はまず、がんによる死亡を防ぐ、ということ
でしょう。ところが、超音波検査で小さな甲状腺がんを見つけて早期に手術し
ても、甲状腺がんによる死亡率は低下しないことが韓国の事例で証明されてし
まっています。ですから、超音波検査を受けても甲状腺がんで死ぬ危険性を減
らすことはできない、ということは確実にいえます。

早い時期に甲状腺がんを見つければ、進行してから手術するのに比べて手術
が簡単になるので、声が出にくくなったり、血液の中のカルシウムが下がった
りする甲状腺がんの手術を受けたときに起こる合併症を減らすことができる、
という意見もあります。この件に関してはいくつか論文が出ていますが、そも

そもベテランの外科医が手術した場合は、合併症の頻度もあまり高くないのではっきりとした差は無いようです。

　そもそも小さな甲状腺がんに関しては、手術そのものが必要でないものも多いわけですから、がんが大きくなってからの手術では合併症が起こる率が多少増える可能性があるとしても、小さいうちに手術する意味はあまりありません。総じて、はっきりとこれがメリットですよ、という点はあげることができないのです。

　これに対して、超音波検査で「そもそも治療の必要がない」甲状腺がんを見つけてしまえば、本来不要であった手術を受ける羽目になったり、「がん」という診断名がつくことで、不安な日々を送らざるをえなくなったりするわけです。

　2017年にアメリカの予防医学専門委員会（USPSTF）は、世界の膨大な論文を精査して、このあたりの情報をまとめました。＊1 そして、症状のない人に対して甲状腺がんを見つける目的で超音波検査をすることはデメリットがメリットを上回るのでするべきでない、という結論を出しています。簡単に言えば、超音波検査は甲状腺がん検診として用いるべきではない、ということです。

2．子どもの甲状腺超音波検診のメリットは証明されていない

　ただ、この結論は主としておとなのデータを基にして出されたものです。では、無症状のこどもや若者に対して甲状腺超音波検査による甲状腺がん検診をすることはどうなのでしょうか。まず、超音波検査で甲状腺がんを発見して早期治療しても、甲状腺がんの死亡率は決して下がりません。なぜなら、子どもや若者の甲状腺がんは自己限定的ながん、すなわち転移はしてもそのうち成長を止めるがんであるからです。子どもや若者が甲状腺がんで死ぬことは滅多になく、実際診断されてから30年後の生存率は99％です。＊2 どう逆立ちしたって、これ以上よくなるはずがありません。

　おとなでの議論と同様に、がんを小さいうちに見つけて早く手術をすれば手術の合併症が減る可能性があるし、甲状腺を一部残す縮小手術をすることができるので、その場合は甲状腺を全部取る場合にくらべて甲状腺ホルモンを飲む必要が無くなるので有利である、と言っている国内の専門家もいます。しかし、

子どもや若者の甲状腺がんを早期に手術したら、ある程度進行してから手術するより手術の合併症が減らせるか、という点に関してはデータがありません。メリットは証明されていないのです。

3．超音波検査による早期発見は子どもの甲状腺がんの再発を増やす

また、がんを早期に見つければその後の再発が少なくなる、という意見をいっている専門家もおられます。皆さんはこの意見をどう思いますか？　ふつうは多くの方がそれを信じるでしょう。

ところが、こと若年型甲状腺がんに関する限り、どうもこれは逆のようなのです。そうなる原因は、自然史の図を見ると理解できます。甲状腺がんが小さいうちに見つかれば、前述の理由で手術の範囲を小さくする縮小手術をやりたくなります。前の章でお示しした自然史の図で、若年型甲状腺がんは 10 代、20 代で活発に増殖していることが分かります（図 1-4）。子どもや若者に見つかる小さな甲状腺がんは往々にしてそのような成長期にあるのです。

また、若年型甲状腺がんが周囲に広がる、すなわち転移する能力が高いことも説明しました。つまり、小さいのだけれど甲状腺の他の部位や首のリンパ節などに転移した状態である可能性も高いわけです。そのような状態で縮小手術をしたらどうなるでしょうか。切除しなかった部分にまで転移していなければ問題ないでしょうが、そうでなければ残った部分から再びがんが成長し、もう一度手術を受けないといけなくなります（図 2-1）。

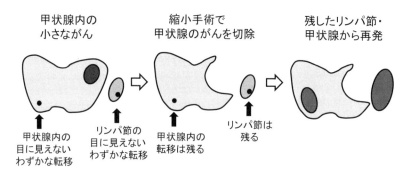

図 2-1　縮小手術で再発が起こりやすくなるメカニズム

実際、福島の子どもたちで縮小手術になった例では、すでに 7 ％以上に再発を認めていると報告されています（鈴木眞一：2020 年第 2 回放射線医学県民健康管理センター国際シンポジウム）。

　最近、アメリカから興味深いデータが出てきました。未成年の甲状腺がんについて超音波検査が導入される前と後で、その後の経過を比較した、という論文です。生存率で比較した場合、両者で差はありません。もっとも 30 年生存率が 99% ですから、差が出るはずはありません。

　では、再発率はどうだったのでしょうか。超音波検査が導入された後の方が早期に見つかっているはずだから、適切な手術ができて再発率が低かった、と思いますか？　結果は見事に逆です。後で頸部のリンパ節に再発した比率は超音波検査が導入された最近の患者の方が極端に高かったのです。また数が少ないので統計学的な差はとれませんが、後で肺や骨などに転移をきたした比率も高かったのです（図 2-2）。

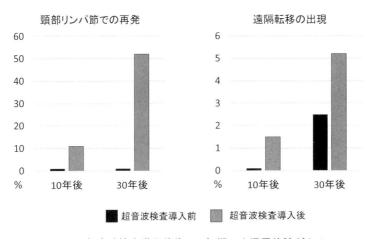

図 2-2　超音波検査導入前後での初期の小児甲状腺がんの
再発・遠隔転移の発生率の変化

出典：Hay ID, *et al.* **World J Surg** 42:329-342, 2018 を改変

　どうしてこのような結果になってしまったのか、ということについては以下の 2 つの原因が考えられます。第 1 に超音波検査や CT の普及で小さな再発巣や転移巣が見つかるようになったことです。逆にいうと、超音波検査や CT が

ないときには、多くの再発や転移が見逃されてきたといえます。件数が少ないので単純な比較はやや無理がありますが、福島県で超音波検査を実施した後の子どもたちのデータを調べると、人口あたりで甲状腺がんの肺や骨への転移（遠隔転移といいます）が見つかる件数はアメリカの過去の統計、すなわち基本的には超音波検査を受けないで症状が出てから見つかった場合の50倍でした。[*3]

　見逃したら大変じゃないか、と思われるかもしれませんが、よく考えてみてください。これらの検査が導入された前と後で、死亡率は変わっていないのです。つまり、再発や転移を見逃されてきた患者はそれを知らずに何不自由なく過ごしていた、ということなのです。再発が見つかって再手術する場合と比較してどちらが幸せでしょうか。まさに「知らぬが仏」です。これは、はじめはどんどん大きくなって転移もするけれども、そのうち成長を止めてしまう自己制限的ながん、すなわち若年型甲状腺がんの際立った特徴です。

　第2の理由として考えられるのは、やはり縮小手術の弊害が考えられます。論文に記載がないので、どのくらいの割合がこれに相当するかはわかりませんが、早く見つかりすぎて小さな手術となった結果、手術で取っていない場所から再発をきたした症例もあるのでしょう。

　また、もう1点考えておかなければならないことがあります。それは播種です。播種というのは細胞診や手術でがんそのものに操作を加えた結果、周囲にがん細胞をまき散らしてしまうことです。実はおとなの甲状腺がんでも細胞診をするときに播種が起こっていることは証明されています。ただ、おとなの小さな甲状腺がんの場合、播種してしまってもそれから成長しないので問題にならないのです。

　しかし、子どもの甲状腺がんはまだ成長期にあります。ですから、細胞診で播種してしまうと行った先で増えてしまう可能性があります。図2-2の異様に高い再発率をみると、手術の前に実施されたであろう細胞診が悪い影響を与えてしまった可能性も考える必要があります。特に縮小手術が選択された場合は、播種が起こると再手術が必要となる可能性が高くなり、問題が大きくなります。

4．再発したらどうなる？

　甲状腺がんの手術自体はさほど難しいものではありません。しかし、これが

再手術となると、前回の手術の結果癒着がおこっていたり、神経やホルモンを分泌するような小さな組織がどこにあるのか、わかりにくくなっていたりするので、手術の結果合併症が発生する確率が跳ね上がりますし、傷口も汚くなります。手術は1回で終わらすことにこしたことないのです。

　どんながんにも手術に適した時期があります。若年型甲状腺がんはある程度成長してから広がった範囲を確認して手術すべきであり、超音波検査でしか見つからない段階というのは治療としては早すぎるのです。ですから、超音波検査で超早期に見つけることは意味がないだけではなく、かえって悪い影響をもたらしてしまう可能性が高いのです。この点を誤解しないでください。

参考文献

＊1　Jennifer S, *et al.* Screening for thyroid cancer updated evidence report and systematic review for the US Preventive Services Task Force. *JAMA* 317:1888-1903, 2017.

＊2　Hay ID, *et al.* Papillary thyroid carcinoma (PTC) in children and adults: Comparison of initial presentation and long-term postoperative outcome in 4432 patients consecutively treated at the Mayo Clinic during eight decades(1936–2015). *World J Surg* 42:329–342, 2018.

＊3　Takano T, Natural history of thyroid cancer suggests beginning of the overdiagnosis of juvenile thyroid cancer in the United State. *Cancer* 125:4107-4108, 2019. 125: 4107-4108, 2019.

第2節　超音波検査には過剰診断という恐ろしい害がある

1．過剰診断ってなに？

　甲状腺超音波検査は放射線を浴びることもなく、痛みもなく、対象者に対して無害である、と教科書には書かれています。しかし、この記載は間違っています。甲状腺超音波検査には「過剰診断」という恐ろしい害があるのです。こ

の項では過剰診断についてしっかり学びましょう。

　過剰診断というのは、がんに限って使われてきた用語ではありません。簡単にいうと、検査で"異常がある"と判断されるが、治療せずにそのまま放置しておいても一生涯害のないようなものを見つけてしまうことです。[*1]

① がん検診が役に立つのは一部のがんに限られる

　がんという病気はできるだけ早く見つけて早く手術などの治療をすることが、なにより重要であると多くの方はいまだに信じていますが、実は早期診断・早期治療が有効ながんというのは、がんのなかでもごく一部だけなのです。

　あまりに進行が速すぎるがんは、早期に見つけたところで治療が間に合いませんから見つける意義はありません。また、非常に成長が遅いがんはある程度成長してから治療すればよいので、これも早く見つける意義はありません。さらに、最近まで想定されていませんでしたが、若年型甲状腺がんのなれの果てのように、完全に成長を止めたり、逆に将来小さくなってしまうがんは、そもそも見つけること自体が無駄です。これが過剰診断に相当します。

　がん検診が有効なのは、そこそこの速さで成長するので、早めに見つければ治療が間に合って死亡率を下げることができるがんのみで、実際は、それほど数は多くありません（図2-3）。

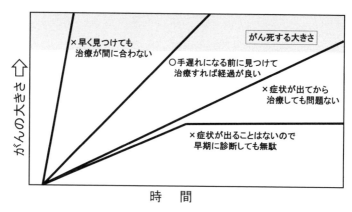

図 2-3　がん検診が有効ながん

② 甲状腺超音波検査で見つかるのは見つけても無駄ながんだけ

　甲状腺において早く見つけて早く治療するのが有効である可能性があるのは高齢者で急に出てくる高齢型甲状腺がんのみですが、超音波検査で見つかる甲状腺がんは、ほとんどが若年型です。福島県の超音波検査で見つかっているのも、これです。

　その理由を説明します。ここでは疫学の用語で「レングスバイアス（length bias）」、というものを考える必要があります。[*2] 甲状腺がんは通常は２cm程度になると、皮膚の上からしこりとして気づかれるようになります。また、超音波検査では数mmのレベルからがんと診断できます。したがって、数mmから２cmまでが超音波検査を受けて初めて見つけられるがん、と考えてよいでしょう。

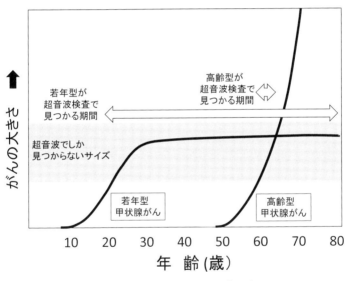

図2-4　甲状腺がんにおけるレングスバイアス

　韓国で超音波検診で見つかる甲状腺がんを手術しても甲状腺がんによる死亡数は減らなかった、という話をしました。死亡にかかわるのは高齢型甲状腺がんのみですから、高齢型甲状腺がんを超音波検査でしか見つからない小さな段階で発見するのは、非常に困難であるということになります。おそらく、高齢型甲状腺がんは、超音波検査で検出できる数mmのレベルから２cmのレベルまで

は相当急速に大きくなるので、超音波検査でしか見つからない段階でとどまっている時期が極端に短いのでしょう。

　これに対して、若年型甲状腺がんのなれの果ては、数十年にわたって超音波検査でしかわからないようなサイズで隠れていますので、持っている人がいれば、その人がいつ超音波検査を受けても必ず検出されることになります（図2-4）。これを考えれば、若年型甲状腺がんは高齢型甲状腺がんと比べて、超音波検査で圧倒的に検出されやすいということになります。

　これをレングスバイアスといいます。つまり、超音波検査で甲状腺がんを見つけにいくと、見つかるのはほとんど早期診断してもなんらメリットがなく、過剰診断につながってしまう若年型甲状腺がんであることが、わかっていただけるでしょう。

③ 過剰診断はどんな害があるの？

　では、本来治療が必要でない甲状腺がんを超音波検査で見つけてしまった場合、すなわち過剰診断をしてしまうとどんな悪いことが起こるか、ということを考えてみましょう。

　おとなに何が起こるかは韓国の経験でよくわかっています。まず、自分はがん患者だと診断されて、どんな気持ちになるでしょうか。診断されて幸せだ、と感じる人はいないでしょう。超音波でしか見つからない甲状腺がんで死ぬことは、まずありません。しかし、だからといって、がんと診断を付けられて、そのまま放置しておける人は少ないでしょう。

　実際、韓国で過剰診断が問題になった後、甲状腺がんで手術される人の数は減っていきました。しかし、実はむやみに超音波検査をしなくなったことで甲状腺がんと診断される人の数が減っただけで、診断された人のなかで手術を受けた人の割合は変化していないのです。[*3]がんと診断されて手術をせずにおいておく、という決断がいかに困難であるか、ということがよくわかります。

　こういう形で無駄な手術が積み上がり、手術を受けることで傷跡が残ったり、ホルモンが不足したり、場合によっては手術の際に神経が傷つくことで声がでにくくなったりする身体的な被害を受けるのです。

2．チェルノブイリでも過剰診断は起こっていた

　ここまで本書を読まれた方はもうおわかりでしょうが、チェルノブイリ原発事故後の子どもの甲状腺検査でも、過剰診断はあったのです。15歳以上では超音波検査をすれば、放射線を浴びてなくても一定の確率で昼寝ウサギ型の甲状腺がんは見つかります。しかし、当時は甲状腺超音波検査を実施したから放射線が原因でできた甲状腺がんが早く見つかったんだ、早く見つかったから死ぬ人がいなかったんだ、と考えられてきたのです。

　しかし、今の時点でわかっている科学的な事実と照らし合わせてみると、正確な比率はわかりませんが、発見された甲状腺がんの多くが「昼寝ウサギ」の掘り起こしであること、またおそらく超音波検査を実施しなくてもその後の経過はほとんど変わらなかったこと、つまり超音波検査をやったから命を救われた子どもはいなかったであろうことが十分推測できます。実際、2018年に福島でIARCのメンバーと日本の専門家の間で意見交換会があったとき、日本のメンバーから「チェルノブイリでは超音波検査を受けたからこそ命を救われたと判断できる子どもが1人でもいたのか？」という質問が出ましたが、IARCのメンバーは誰も答えられませんでした。

　前項で出てきた韓国の例はおとなの場合です。子どもが過剰診断の被害を受けた場合どのようなことが起こるのか、という点について知るためには、チェルノブイリでその後どうなったのか、という情報が必要です。しかし、チェルノブイリでもそして福島でも、実害を受けた子どもは多数いるはずですがその実態についてはほとんどわかっていません。おそらく、過剰診断を語ること自体がタブー視されていることが原因でしょう。

　最近になって、ロシアからショッキングな論文が発表されました。[*4]チェルノブイリ原発事故後に甲状腺がんと診断された子どもたちのその後の経過についてです。936人を調査していますが、甲状腺がんが原因で死んだのはわずか2人です。旧ソ連の貧弱な医療体制を考えれば驚異的な成績です。しかし、なんと12人が自殺や事件、事故で亡くなっているのです。現地の社会情勢を考慮しても異常に高い数字です。これらの子どもたちにとって、脅威だったのは実は甲状腺がんそのものではなく、甲状腺がんと診断されたことだったのではな

いか、と推測できるのです。

　私は子どもの甲状腺がんを30年にわたって診察していますし、今回の福島の事件が明らかになってからは「子どもに甲状腺がんが見つかったんだけれど、どうしたらいいですか？」という問い合わせをよく受けます。これらの経験から、チェルノブイリや福島の子どもたちに起こっているであろうこと、これから起こるであろうことを書いてみます。[*5,6]

3．子どもにとってはがん、と診断されること自体が「害」

　非常におおざっぱな計算ですが、子どもや若者で超音波でたまたま見つかるような甲状腺がんのうち、将来手術を必要とする可能性があるのは50個のうち約1個です。そして、手術が必要なレベルまで大きくなるがんのうち、がんが原因で死ぬ可能性があるのは、やはり50個のうち約1個です。したがって、超音波検査で小さな甲状腺がんが見つかった場合、そのなかで甲状腺がんが原因で死ぬ可能性があるのは2500人に1人、という計算になります。

　これは非常に低い確率ですがゼロではないので「良性」といってあげることは無理であり、がんと診断されることへの衝撃からは逃れられません。がん、という病気の定義からは、どんなに若年型甲状腺がんが経過がよいといっても、いったん診断されれば、その子どもは小児がん患者になります。世間一般的には他の経過の悪いがんにかかっている子どもたちと同様に「明日をも知れぬ命の子ども」とみなされます。

　このような子どもたちにどんな未来が待っているのでしょうか。残念ながら日本ではがんにかかった子どもたちは目に見える形、目に見えない形で差別されます。それを象徴しているのが、甲状腺がんの手術を受けた子どもたちが自分の手術の傷跡をことさら隠したがることです。自分ががん患者であることを周りに絶対に知られたくないのです。

　また私自身、そのような差別で悲しい思いをした患者を知っています。実際、子どもが甲状腺がんだと診断されたときに子どもたちの親が一番心配することは、子どもの将来の寿命ではありません。その子の結婚相手が見つかるかどうかということなのです。このようなことが積み重なれば、自分の人生を前向きに生きることが難しくなっていくであろうということは容易に推測できます。

細かいことをいえば、現在の日本の制度では、がんと診断された子どもたちはがん保険に入ったりローンを組んだりするのが難しくなる、という経済的な問題も抱えることになります。子どもにがんという診断をつけることは、その子の将来に大きなダメージをもたらします。

　私が診察した子どもや若者が必ずいう言葉があります。それは「甲状腺がんと診断される前の自分に戻りたい」です。たまたま小さな甲状腺がんが見つかった子どもたちを「がんが早く見つかって幸せだった子ども」とみなすのは間違いです（図2-5）。

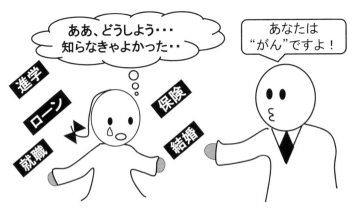

図 2-5　甲状腺がんと診断されたら……

　福島で甲状腺がんが見つかった子どもたちの一部は、過剰診断ではなく、何年か先に臨床がんとなって発見されるはずだったがんの前倒し診断であると考えられます。

　では、これらの子どもたちは幸せだったのでしょうか。そうとはいえないと思います。早く手術してもその後の経過がよくなるという証拠はないし、もし超音波検査を受けなかったら、青春を謳歌して進学・就職・結婚が一段落し、生活が落ち着いたときに初めてがんという診断がついた可能性もあるのです。このような子どもたちも、実は超音波検査の弊害を被っているのです。

　福島の子どもたちが過剰診断でどのような害を受けると考えられるのか、についてはさらに第4章をお読みください。

4．小さな甲状腺がんを見つけてしまったらどうしたらよいか

　ここで小さな甲状腺がんがたまたま見つかった子どもたちにどう対応したらよいのか、現時点での私の意見を述べておきたいと思います。まず、親御さんたちはあわてないことです。基本的には命にかかわる病気ではありません。あわてて結論を出す必要はありませんので、時間がかかってもいいので、信頼できるお医者さんを探して診察してもらい納得できる方針をきめてください。ただし、日本では子どもの甲状腺がんを診たことがあるお医者さんは極めて限られています。

　次にできるだけ細胞診をしないことです。播種の懸念もありますし、がんという病名を確定させてしまうと子どもに対する影響は大きくなります。もちろん、この時点で甲状腺の外に転移している可能性がある、など、手術を必要とする所見がある場合は、きちんと診断をつけるべきです。

　診断しない場合、あるいは診断がついてしまっていても手術をしたくない場合は、経過観察を続けることになりますが、相当の覚悟が要ります。実は私は患者さんには「経過観察はお勧めしない」と最初にはっきりいっています。何年か観察した後で耐え切れなくなって手術をして、最初から手術をしておけばよかった、という場合が多いからです。

　手術については、子どもの小さな甲状腺がんに対して縮小手術をすることは必ずしも好ましくない、と考えています。再発が非常に多いからです。しかし、甲状腺を全部取るような手術をすると生涯甲状腺ホルモンの薬を飲まなくてはならなくなるので非常に悩ましいところです。ですから本来は首のしこりなどの自覚症状が出てから見つかって、甲状腺を全部とるような手術をする、というコースが一番望ましいのです。

5．世界の専門家の声は「甲状腺検査はしてはいけない」

　最後になりますが、福島県民がぜひ知っておくべきことがあります。前にも少し述べましたが、チェルノブイリと福島の被害のこのような状況を知ったうえで、IARC は 2018 年に「原発事故後であっても甲状腺がんの集団検診はす

るべきではない」という勧告を出しています。^{*7}これが世界の専門家のコンセンサスです。この事実は、今後世界のどこかで原発事故があったとしても、福島で行われてきたような甲状腺検査が実施されることは二度とない、ということを意味しています。詳しくは第4章をお読みください。

参考文献

＊1　Welch HG 他『過剰診断：健康診断があなたを病気にする』筑摩書房 2014.

＊2　Day NE. The assessment of lead time and length bias in the evaluation of screening programmes. *Maturitas* 7:51-58, 1985.

＊3　Ahn HS Kim HJ,「世界的な甲状腺癌の増加と韓国における早期検診による過剰診断について」日本甲状腺学会雑誌 7:34-37, 2016.

＊4　Fridman MV, *et al.* Clinical and morphological features of papillary thyroid cancer in children and adolescents in the Republic of Belarus: analysis of 936 post-Chernobyl carcinomas. *Vopr Onkol* 60:43-46, 2014.

＊5　髙野徹「福島の甲状腺がんの過剰診断―なぜ発生し、なぜ拡大したか」日本リスク研究学会誌 28:67-76, 2019.

＊6　Takano T, Overdiagnosis of juvenile thyroid cancer. *Eur Thyroid J* 9:124-131, 2020.

＊7　Togawa K, *et al.* Long-term strategies for thyroid health monitoring after nuclear accidents: recommendations from an Expert Group convened by IARC. *Lancet Oncol* 19:1280-1283, 2018.

第3節　過剰診断の被害は
　　　　どうして起こるのか・どうして拡大してしまうのか

1．権威のおもねり

過剰診断は通常、大規模な国家的プロジェクトにともなって発生します。福

島の例も、県民健康調査は1000億円の予算が投入され、関連学会の主要メンバーの英知を結集して開始されました。このような経緯で大々的にスタートした検査になんらかの見込み違いが発生した場合、非常にやっかいなことになります。

福島の場合の思い違いは、「甲状腺がんは中年以降おとなの甲状腺の細胞が異常になってだんだん悪性化して発生するから、子どもで超音波検査をしても見つかるはずがない」というものでした。この予想に反して子どもに小さな甲状腺がんがどんどん見つかってしまったことで問題が起こったのです。しかし、これだけ大規模な事業になると様々な利害関係が発生し、おいそれと「不都合なことが出てきました、やっぱりやめます」とはいい出しにくくなるのです。

過剰診断が発生する時には、見込み違いが発覚することによって、本来科学的見地から正しい判断を下さないといけないはずの専門家の意見が、利害がある専門家と利害のない専門家の間で割れてしまいます。また、過剰診断の考え方は一般の人々のみならず専門家にもわかりにくいので、利害を有する専門家たちが「多少科学的に正確さを欠いてもわからないんじゃないか」という誘惑にかられやすく、その結果誤った情報が流れやすくなってしまいます。

このような状態では、行政やマスコミも自分たちにとって都合のよい専門家の意見を取り上げて行動してしまうため、ますます収集がつかなくなります。こうなるともはや医療行為を科学的に進めていくことは不可能になり、検査は関係者の利害と力関係によって方針が左右されるビジネスと化してしまいます。

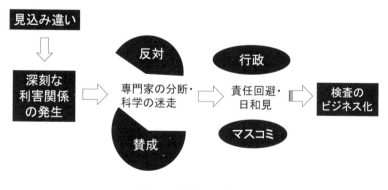

図 2-6　権威のおもねり

私は過剰診断で発生するこのような現象のことを「権威のおもねり」と呼んでいます（図2-6）。過剰診断が起きると、科学的議論を妨げようとする強いエネルギーが生じます。しかも往々にして、一般の人たちが信頼を置いている専門家・行政・マスコミという3つの権威がそのようなエネルギーの発生源となります。その結果、過剰診断を語ること自体がタブーになってしまうのです。これが過剰診断がいったん大規模に起こってしまうと終息させるのがむずかしくなる原因の1つです。

2．ポピュラリティーパラドックス

　権威のおもねり以外にも過剰診断の解決を困難にする現象があります。それは、被害にあった患者自身が過剰診断の拡大の原因となることです。今回福島で過剰診断の被害にあったはずの子どもたちやその家族から、「検査をやめるべきだ」との声は聞こえてきません[*1]。それはなぜなのでしょうか。

　過剰診断の被害にあった人たちは、検査や治療の害を内心では理解し、後悔しています。しかし、それを認めるわけにはいきません。それを認めてしまったら、自分たちが必要のない検査をわざわざ受けて必要のない手術を受ける羽目になった愚かな人間に見えてしまい、さらに傷つくからです。ですから、かれらは往々にして周囲の人たちに、「自分は早く見つけてもらってよかった。あなたも検査を受けなさい」と検査の受診を勧めてしまうのです。この現象は「ポピュラリティーパラドックス（popularity paradox）」と呼ばれます[*2]。福島でもこの現象が起こっていると思われます。

3．誰も被害を止めようとしない

　実際の診療の現場では、甲状腺がんを見つけた内科医は決して見つけても無駄ながんを見つけてしまったなどといいません。「早く見つかってよかったですね」といいます。手術する外科医も同様です。決して無駄な手術をしたとはいいません。「早く手術できてよかったですね」といいます。患者自身も、上記の理由で自分が早期診断・早期治療を受けることができた幸せな人だったん

だ、と思いたいでしょう。

　このように甲状腺がんの場合に限らず、過剰診断の被害を抑制することを難しくする原因の1つに、診療に関わる人たちの中で過剰診断を抑制するブレーキの役割を果たす人がいないことがあげられます。

4.「非常識」のレッテル貼りが過剰診断を拡大させる

　このように、過剰診断が起こっている現場では科学的に正しいことを主張する専門家たちはかえって平和を乱す厄介者のように見られることがあるのです。福島の甲状腺検査については、「親が心配しているのに検査の邪魔をするとはけしからん」とか、「皆が一生懸命に子どもたちを守ろうとしているのに、それにけちをつけるとは何事だ」との批判もあり得るでしょう。過剰診断の警鐘は一般の人たちにはなかなか伝わりにくい側面があります。

　過剰診断の危険性を訴えている人たちを議論の場から排除するのは容易です。単に「彼らは非常識だ」といえばいいのです（図2-7）。過剰診断は「過去の常識」とは相いれませんから、これは強力な説得力を持ちます。実際私は過剰診断の懸念を議論している際に、「論文の読み方にバイアスがかかっている危ない人だ」との評価をされたことがあります。影響力のある人たちからこの「非常識論」が発信された場合、過剰診断問題の解決に重大なダメージをもたらします。

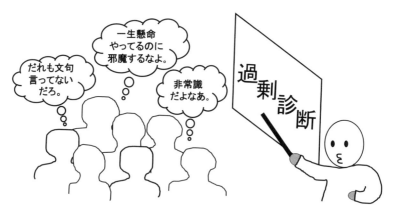

図 2-7　過剰診断を語ると「非常識」のレッテルを貼られる

特に子どもの甲状腺がんに関してはこのような「非常識論」がしばしば出てきます。子どもの甲状腺がんは極めて珍しい病気で、実際に患者を診たことがある医師は国内にほとんどいないことが背景にあると思います。実際に診たことがないと、子どもにがんの診断をつけたときに何が起こるか、という点に関して具体的なイメージがわきにくいのです。ずいぶん後になって深刻な被害の状態が明るみに出てから、自分たちこそが非常識であったことがやっと分かる。これが子どもの甲状腺がんの過剰診断の恐ろしい一面です。

参考文献

＊1　髙野徹「福島の甲状腺がんの過剰診断—なぜ発生し、なぜ拡大したか—」日本リスク研究学会誌 28:67-76, 2019.

＊2　Raffle AE Gray JAM, Popularity paradox. In: Screening: evidence and practice. Oxford: *Oxford University Press* p68, 2007.

（髙野 徹）

第3章

福島で起こったこと
―世界初の学校検診によるがんの過剰診断―

　ここからは 2011 年の震災以降、福島で起こったことを私がどのように見ていたか、ということについて時間をおって書いていきます。実際の検査の現場でおこっていたことについては緑川先生と大津留先生が第 4 章で解説されていますので、これから書くことは外から見た目ということになります。両方を比較して読んでいただくとより理解が深まると思います。

第1節　1巡目の結果は専門家たちにとって予想外だった

1．福島での検査開始には違和感があった

　2011 年当時、福島の子どもたちに対し甲状腺超音波検査による全例検査を実施する、というニュースについては、私を含め甲状腺の専門家たちは多少の違和感を持って受け止めていたと思います。それまでのデータで福島県における子どもたちの被曝量が甲状腺がんの発生数の増加を心配しないといけないレベルではなかった、という情報がすでに伝わっていたからです。[*1]すなわち、科学的にいえば子どもたちの健康被害の発生が心配だから、という理由で検査を開始する根拠はありませんでした。もちろん、甲状腺超音波検査でがんを早期に見つければその後の経過がよくなる、というデータもなかったのです。

　それにもかかわらずこれほど大規模な検査が開始された理由は何だったのでしょうか。将来的にはこの経緯も検証される必要があるのでしょう。まず検査をして親たちの不安を解消することで、社会不安を引き起こさないようにする目的があったと思われます。また、検査を実施することは将来の原発訴訟対策

に使用するための貴重なデータとなりうる、という関係者の発言を報じた記事も出ています。[*2] 科学的な根拠よりも、強力な政治的・社会的要請で実施が決まったと考えて大きく間違ってはいないでしょう。

２．甲状腺検査では放射線の健康影響はわからない

　福島で行われている超音波検査の性格について知っておくべきことがあります。例えば前述の話で、なぜ福島の子どもたちのデータを集めることで原発訴訟が国に有利になると予想されるのでしょうか。福島の子どもを対象とした甲状腺超音波検査で得られるデータは「健康被害があるかないかを確認する」ことにはならず、「健康被害が出なかったことを証明する」結果になるからです。チェルノブイリ原発事故の時も福島で行われているのと似たような調査がされたわけですが、甲状腺がんの発生の危険性が上がることがなんとか確認できた被曝量は 100 ～ 200 ミリシーベルト（mSv）でした。[*3] これ以下では危険性が上がることがはっきり確認できない、ということです。これに対して福島では、最も多い被曝があった子どもでも 50mSv は超えておらず、しかも全体の平均でみると被曝の影響がなんとか見えるレベルからは桁が２つ違うのです。超音波検査で健康影響があるかどうか調べようとしても、「影響がある」などという結果は出るわけがありません。

　このことは検査の開始前からわかっていたことで、その後、県民の被曝量のデータの訂正があった後でも変更はありません。多くの福島県民はいまだにこの調査は放射線の影響があるかないか調べるためにやっているのだ、と信じていると思いますが実態はそうではありません。今後何年調査を続けていっても、「健康影響は見えない」という以外の結果が出るはずはないのです。

３．専門家の間で感じられた高揚感と１巡目の結果の衝撃

　当時の学会では、「世界で最初の大規模なプロジェクトをやっていくんだ」という一種の高揚感のようなものがあったように思います。もちろん、その背景としてチェルノブイリの成功体験があったのは間違いないでしょう。それをさらに大規模にしたものを日本でもやって福島の子どもたちを助けるんだ、と

いう雰囲気があったのです。

　子どもの甲状腺がんは非常に珍しい病気であり、例えば思春期における甲状腺がんの頻度等に関する情報は当時はほとんどない状態でした。当時、世界的にも「甲状腺がんは子どもの頃にすでにできている」といっていたのは、私だけであったと思います。子どもの臨床がんが非常にまれであることから、多くの専門家は私が論文で出していたような学説は非常識だと考えていたのです。

　チェルノブイリで超音波検査でみつかった甲状腺がんの患者についても、ほとんどが放射線の影響だと考えられていました。それがゆえに、2011 年から約 2 年かけて実施された 1 巡目の検査で 100 人を超える甲状腺がんの子どもたちが見つかった事実は、関係者の間で大きな驚きをもって受け止められたのです。

　今になって「子どもでも超音波検査をすれば甲状腺がんは多く見つかることは最初からわかったうえで検査は計画されたのだ」といっている専門家もおられますが、それは誤りでしょう。私の知る限り、当時、福島の甲状腺がん検査が現在のような由々しき事態を招くことを危惧していた専門家はいなかったし、もし本当にそれを認識しながらデータを収集したいがために子どもたちを危険にさらすことをいとわなかったのだとすれば、それこそ医療者としてあるまじき判断です。

4．検査を開始したのは仕方なかったのか？

　逆に、「福島で甲状腺検査を始めてしまったのは被害が出ることがわからなかったのだから仕方ない」という意見も聞きます。震災の混乱を収めようとされた方々の努力は高く評価されるべきでしょう。だれも当初は今回の事態を予想できず、子どもたちの幸せを願って頑張られたことは間違いありませんから、現在の知見を根拠に検査を開始したことを批判することは正しくないと考えます。そのような認識に立った上で、私はあえて次の 2 つの事実を胸に留めて今後の教訓とすべきだと思います。

　第 1 の反省点は科学的エビデンスが揃っていない状態で、年端もいかぬ子どもたちにどんな危険性が待ち構えているかもしれない未知の大規模プロジェクトを押し付けることになってしまったことです。科学技術はもろ刃の剣です。

専門家たちは未知の領域に対して畏れをもって謙虚に対するべきであったのですがその配慮を欠いていました。

　第2に、始めたのは仕方がない、といいつつ、その後10年間まったくやり方を変更しないで検査を継続してしまいました。見込み違いが発生していることがわかっても、それを認めて修正することができなかったのです。2012年の段階で起こっている現象を正しく評価し、対策をとっていれば、何百人もの子どもや若者たちが救われたはずでした。

5．学校検診が被害を拡大させた

　福島県で行なわれている甲状腺超音波検査は開始早々に学校検診の形式を取ることになりました。これは失敗でした。学校の先生が検査を勧めることは子どもたちにとって強い強制力を持ちます。先生方が「検査はよいものだ」という科学的に誤った認識を広める宣教師の役割を果たしました。それが90%以上という学校検診の高い受診率につながりました。高い受診率のせいで「受けなかったらどうなるのか」ということが分からなくなってしまったのです。

　実際、甲状腺検診を受けてない子どもたちが甲状腺がんが進行して手遅れになった、という例はないのですが、数が少ないので受けなくても大丈夫なんだ、という情報が伝わりませんでした。その結果、何年たっても受診率が高いまま下がらなかったのです。学校検診が被害を拡大させた原因となったという事実は、医学の歴史の上で引き継がれるべき苦い経験として記録されるべきだと思います。

6．1巡目のデータは
　　放射線の健康影響を調べるために使ってはいけない

　1巡目のデータを用いて、避難地区とそれ以外の地域をくらべたときに、被曝量の多かった避難地区の方が甲状腺がんの発生率が高かったことをもってして、見つかった甲状腺がんは福島第一原発から出た放射線性物質が原因なんだ、と主張する専門家もあらわれ、実際に、そのような主張を記載した英語の論文がいくつか発表されました。[*6] しかし、この主張は明らかに誤りです。

前の章で説明したように、甲状腺がんのそもそもの発生は５歳以下であろうと考えられています。そこから超音波で見つかる数㎜の大きさまでなるには、細胞がおよそ 25 回分裂する必要があります。超音波でしか見つからないような小さな甲状腺がんは、15 歳以降に出てきますが、これらはそれまでに年１〜２回しか分裂していない、ということになります。若い頃の甲状腺がんは比較的速いスピードで大きくなりますが、ものすごく速くても超音波で見えてくるには最初の発生から４〜５年は必要です。

　実際、チェルノブイリ原発事故でも子どもの甲状腺がんが見つかりだすまでには事故発生からその程度の年数が必要でした。ですから、事故から２年もたっていない１巡目の時期のデータを使って放射線の影響があるかどうかを調べようという考えは、そもそもおかしいのです。このような論文が国際誌の審査を通ってしまったのは、おそらく審査員に甲状腺の専門家がいなかったからだと思われます。

参考文献

＊ 1　Nagataki S, *et al.* Measurements of individual radiation doses in residents living around the Fukushima Nuclear Power Plant. **Radiat Res** 180:439-47, 2013.

＊ 2　白石草「甲状腺がん 250 人の裏側で進む『検査見直し』」**世界** 942(3):238-245, 2021.

＊ 3 Brenner AV, *et al.* I-131 Dose response for incident thyroid cancers in Ukraine related to the Chernobyl accident. **Environ Health Perspect** 119:933-9, 2011.

＊ 4 Takano T Amino N, Fetal cell carcinogenesis: a new hypothesis for better understanding of thyroid carcinoma. **Thyroid** 15: 432-8, 2005.

＊ 5 Suzuki S, *et al.* Childhood and adolescent thyroid cancer in Fukushima after the Fukushima Daiichi Nuclear Power Plant accident: 5 years on. **Clin Oncol** 28:263-71, 2016.

＊ 6 Tsuda T, *et al.* Thyroid cancer detection by ultrasound among residents ages 18 years and younger in Fukushima, Japan: 2011 to 2014. **Epidemiology** 27:316-22, 2016.

第2節　2巡目の結果で過剰診断の発生が確実になった

1巡目のデータの解釈も専門家たちは誤解していた

　当時を振り返ると、1巡目で甲状腺がんの子どもが多数見つかったことについて、専門家の間で驚きはあったもののあまり危機感がなかったように思います。この時点でもほとんどの甲状腺の専門家は、甲状腺がんは多段階発がんで発生すると信じていました。すなわち、甲状腺がんは正常の細胞がゆっくりと悪性化して中年以降の臨床がんになる、というモデルです。

　ただ、少し思い違いをしていて、それまではがんの最初の発生は40歳から50歳であろうと考えていたのが、実は子どもの頃にもうできていて、それが甲状腺がんの成長があまりにも遅いので、中年をすぎるまで臨床がんのサイズまで成長しないのだ、と解釈を変えたのです。

　実際、その当時の専門家たちの住民への説明は、福島で見つかった甲状腺がんは将来おとなで発症するはずのものを超早期に見つけたのだ、というものでした。これを「スクリーニング効果」（前倒し診断、とも呼びます）、と呼んでいました。この話なら将来手術が必要のものを早めに見つけたことになり、子どもたちに害がないばかりか、早期治療で合併症や再発も避けられるかもしれないので、子どもたちにとって見つかったのはとってもよいことなのだ、という説明になりえたのです（図3-1）。

　この考え方に基づけば、甲状腺がんは子どもの頃に一定の数は存在するので、1巡目の検査ではある程度の数が見つかります。しかし子どものうちから発生していて臨床がんになるまで40〜50年かかるとすれば、甲状腺がんの成長は極端に遅いことになるので、2年後に行われる2巡目の検査で検出される甲状腺がんは激減するだろう、と予測できます。

　このような予測が1巡目の検査で甲状腺がんが多数検出されてしまったことに対する専門家たちの危機感を薄れさせ、その結果なんの議論もなく2巡目の検査が行なわれてしまうことになったのであろうと思います。

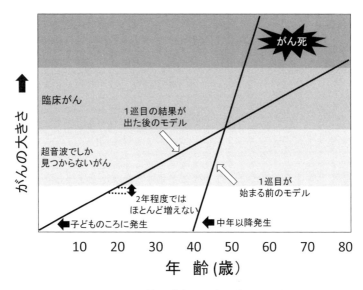

図 3-1　1 巡目終了時点での専門家たちの解釈

2．1巡目のデータで2巡目でも
大幅に甲状腺がんが増えることがわかる

　しかし、1巡目の結果を慎重に検討していれば、そのような予想は間違っていることはすぐにわかったはずです。[*1] 図 3-2 に1巡目で見つかった甲状腺がんの患者の年齢別の数を示します。

　1巡目で見つかった甲状腺がんの数は、年齢が大きくなると急速に増えています。すなわち、10 代後半では甲状腺がんは結構速いスピードで成長しているのです。1巡目のデータを使って、年齢ごとの検出数の差をとってみます。これらをすべて合計すれば、1年ごとに増える甲状腺がんの数が出ます。それが 22 と計算できます。2巡目の検査は2年後に行なわれるので、それを2倍した 44 という数が予想検出数になるはずです。

　実際は2巡目では 57 人の甲状腺がんの子どもが見つかりましたが、少し多かった理由は1巡目と2巡目の検査の間隔が2年よりも少し長かったことで説明できるでしょう。[*2] 2巡目ではほとんど検出されないだろう、という楽観的な見込みはもろくも崩れ去ってしまったのです。この頃から、専門家たちは福島

で何が起こっているのか、ということについて「放射線によって甲状腺がんが増えているわけではない」というばかりで、ではなにが原因で増えているのか、ということについては見解が出てくることがほとんどなくなってしまいました。

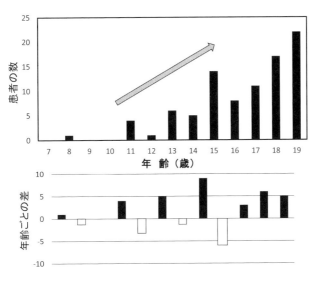

図3-2　1巡目検査で見つかった甲状腺がん患者の年齢別分布
出典：Takano T, *Eur Thyroid J* 9:124-31, 2020 を改変

3．甲状腺がんの自然史から予測する検査による甲状腺がんの検出数

　論文にも一部書いていますが、私の当時の予想を記載しておきます。[*3] まず、甲状腺がんは子どもの頃にすでにできているので、1巡目でかなりの数が見つかります。正直、正確な数の予測するのは難しいと考えていましたが、30歳以降で200人に1人見つかるので、20歳くらいで1000人に1人程度、未成年38万人なら100～200人程度ではと考えていました。ただこれはまぐれ当たりです。

　10代、20代では小さな甲状腺がんはその数を急速に増やすので2巡目でもさほど人数は減りません。1巡目の半分くらいでは、と考えていました。さらに3巡目以降では対象者の年齢が上昇するので回数を重ねるごとに人数は増え

ていきます。前に出てきた図1-4の若年型甲状腺がんの成長の仕方を見てもらえれば、皆さんにも同じような予想ができるかと思います。

　私の予想で唯一想定外であったのが、１巡目で検出された甲状腺がんのサイズが平均1.5cmと、微小がんの範囲を超えていたことでした。[*4]ここからゆっくりであっても増大を続けるのだとすれば、少なからぬ数のがんが将来臨床がんのサイズに到達してしまい、過剰診断例といえなくなってしまいます。実際、当時私が過剰診断説を唱えたことに対してサイズが大きいことを根拠として反論された方もおられました。

　この謎は2019年に、神戸の隈病院の宮内昭先生が出された論文で解かれました。[*5]成人の段階では小さな甲状腺がんの17%が成長を止めるだけでなく逆にサイズが小さくなる、ということがわかったのです。子どもの時期に見つかったがんのなかには、手術せずにおいておいたら、将来的には見つかった時点よりも小さくなっていたものがあった可能性があるのです。

参考文献

* 1　Takano T, Overdiagnosis of juvenile thyroid cancer. *Eur Thyroid J* 9:124-131, 2020.

* 2　Ohtsuru A, *et al.* Incidence of thyroid cancer among children and young adults in Fukushima, Japan, screened with 2 rounds of ultrasonography within 5 years of the 2011 Fukushima Daiichi Nuclear Power Station accident. *JAMA* Otolaryngol Head Neck Surg 145:4-11, 2019.

* 3　Takano T, Natural history of thyroid cancer. *Endocr J* 64:237-244, 2017.

* 4　Suzuki S, *et al.* Histopathological analysis of papillary thyroid carcinoma detected during ultrasound screening examinations in Fukushima. *Cancer Sci* 110:817-827, 2019.

* 5　Miyauchi A, *et al.* Natural history of papillary thyroid microcarcinoma:Kinetic analyses on tumor volume during active surveillance and before presentation. *Surgery* 165:25-30, 2019.

第3節　甲状腺の専門家たちは誰も
過剰診断を語ろうとしなかった

1．2巡目の結果が出ても検査は止まらなかった

　1巡目と2巡目のデータをみれば、もはや過剰診断によるひどい健康被害が起こっているのは明らかでした。過去のがん統計から予測される数の50倍もの子どもが甲状腺がんと診断されてしまったのです。1巡目のデータを見て、前倒し診断であると判断したのは軽率であったかもしれませんが、その当時の多段階発がん説の強い思い込みを考慮に入れれば仕方がなかったのかもしれません。

　しかし、2巡目のデータでそれが覆された時点で、予想外の結果であることは明らかなのですから、この検査が福島の子どもたちにとってどういう意味を持つのか、立ち止まって検討する必要があったはずです。しかし、何の説明もなく当たり前のように3巡目が開始されたことには強い違和感がありました。

2．当時の韓国と日本の学術界の反応は正反対

　2015年に韓国甲状腺学会から講演の招待を受けました。当時私が論文で書いていた芽細胞発がん説についての話を聞きたい、とのことでした。講演の際に韓国での甲状腺がんの過剰診断について話題になりました。

　ある研究者に、私の論文に書いてあることをもっと多くの研究者が理解していたら韓国も福島も状況が変わっていただろう、という趣旨のことをいわれました。実際、その当時の韓国では過剰診断の害について多くの人々がやっと理解し始め、その結果、甲状腺がんで手術を受ける人の数は目に見える形で減り始めていたのです。

　ちょうどその翌週に、日本甲状腺学会が福島で開かれました。そこで話されていたのは、韓国での話とは正反対のものでした。「私たちは福島の子どもたちのために頑張って超音波検査をしている、これからも続けていく」といっていたのです。過剰診断の懸念についてはまったく議論されませんでした。

私はこのような雰囲気に違和感を覚え、「福島県における検査や治療を見直すべきなのではないか」という発言をしたところ、多くのお叱りを受けました。主なものは、「治療しているから死亡しないのであって、早期診断を否定するべきでない」「子どものがんを放置しておいたら未分化がんになってしまう」「ガイドラインにしたがってやっているので問題ない。それを変更しろなどとはいうべきではない」といったものです。

　この瞬間、日本の専門家たちは過剰診断のことを理解していない、あるいは理解したくないのだ、ということに気づきました。これはすなわち福島の子どもたちが危険にさらされていることを意味します。

　そこで、論文を書いて福島の子どもたちが危険にさらされていることを、多くの人々に知ってもらうことを目指そうと思ったのですが、これは困難を極めました。まずは国内の学会誌に論文を投稿しました。科学的に正しいことを書いていても内容を一方的に批判されるばかりで採用してもらえません。結果として、出す論文はほとんどすべてが英文の国際誌での掲載となってしまいました。[1]

　また、学会に「過剰診断の教育の機会を設けてほしい」との要請をしても「反原発の人たちから批判されて炎上するのが怖い」「学会の主旨に合わない」との理由でこれまた拒否されてしまいます。そして、毎年の学会で繰り返し伝えられるのが、福島では診断・治療をきちんとしているので問題になるような過剰診断や過剰治療は起こっていない、という情報です。

　このような学術界の硬直化した姿勢は、ただ単に過剰診断の被害に対する認識不足ということだけで理解できる問題ではないのかもしれません。おそらく専門家たちの間で、自分たちが高い理想をもって始めた巨大プロジェクトが正しいものであってほしい、という「正常化バイアス」が強く働いたのでしょう。

参考文献

＊1　Takano T, Overdiagnosis of thyroid cancer: The children in Fukushima are in danger. *Arch Pathol Lab Med* 143:660-1, 2019.

第4節　過剰診断の被害は検診外へと拡大している

1．なぜ3巡目以降で甲状腺がんの数は減っているのか？

　2巡目の2年後に開始された3巡目では、甲状腺がんと診断された子どもや若者は31人となって減ってきました。4巡目ではさらに減る傾向です。前に述べた計算によれば、本来増えるはずでした。これは喜んでよいことなのでしょうか。そうは思いません。減り方が不自然だからです。

　数が減った原因の1つは、小さな甲状腺がんを持っている可能性が高く、検査を受ければ本来数多くの甲状腺がんが発見されるはずの20歳以上の対象者の受診率が極端に低かったからです。だだし、仮にこの世代の受診率が0％だとしても、学校検診となっている18歳以下では受診率がさほど変化しておらず、ほぼ同じ数が検出されるはずですから、1巡あたりに発見される甲状腺がん患者の数が減ることはあり得ません。ではどうして減っているのでしょうか。

　福島県の甲状腺検査では、まず1次検診で超音波検査を受け、精密検査が必要な子どもが選び出されます。その子どもたちは2次検査に回され、もう一度超音波検査を受けて細胞診を受ける必要があるかどうか判定されます。そこで残った子どもが細胞診を受けて、がんかどうか判断されるのです。本来、1次検診、2次検査、細胞診とすべて受けてがんと診断されるわけですが、3巡目では2次検査受診者、細胞診受診者となるにつれて、受診する子どもがどんどん減っています（2020年8月第39回「県民健康調査」検討委員会資料より）。

　とくに、細胞診の受診者数の低下が著しく、2巡目の半数以下にまで落ちています。細胞診を受けるべきかどうかは医師の判断ですので、その判断で上がったり下がったりはあり得ますが、1巡目は別として、2巡目と3巡目は同じことをやっていますので、がんの疑いが高く細胞診を受けるべきだった子どもが何らかの理由で受けていない、ということ以外考えられません。

2．検診の枠外で甲状腺がんの診断がつけられる子どもが増えている

　では、それらの子どもたちはどうしているのでしょうか。「がんの疑いがあ

る」といわれて放置しているのでしょうか。さすがに、それはちょっと考えにくいと思います。子どもたちは１巡目から何回も検査を受けています。なかには、１次検査で異常を指摘されても、医師の指示で２次検査や細胞診に進まなかった子どもや自らの意思で精密検査を受けなかった子どももいるでしょう。

そんな状態で何回も異常を指摘されたらどうするでしょうか。福島は首都圏に近く、甲状腺専門病院へのアクセスが容易です。また、福島の子どもたちは何回も超音波検診を経験していて、小さな甲状腺がんを早期に見つけるのはよいことだ、という誤った刷り込みを受けています。また、自分が被曝した、あるいは子どもを被曝させた、という意識が、ちょっとした甲状腺の異常でもなにが起こっているのかとことん突き止めたい、という行動につながり得ます。

一部の子どもははっきりとした診断をつけたくて、検診外の一般診療として精密検査を自分で受けて診断をつけられているのではないでしょうか。実際、福島県内で、県民健康調査以外で甲状腺がんと診断された子どもは増えてきています。この推測が正しいとすれば、過剰診断の被害はすでに県民健康調査の枠を離れてしまっていることを意味します。仮に今後甲状腺検査が中止・縮小されるとしても、もはやそれだけでは制御できなくなっているのです。

3. 無駄な甲状腺超音波検査が急増している

現在、福島県に限らず、全国的に甲状腺がんの不安がつのっていることにより、甲状腺超音波検査や穿刺吸引細胞診に対する需要が増えています。大阪大学の祖父江友孝先生らの調査では、保険診療での甲状腺超音波検査の実施件数が、福島県や隣接県では震災前から急増していることがわかっています。

増えた分は「無駄な検査」であり、過剰診断の温床となります。超音波検査の実施数と過剰診断の発生数はきれいに比例します。これは韓国の事例で明らかです。この超音波検査数の増加という現象には、危機感を抱かないといけません。過剰診断の拡大は遠くない将来に、がん統計において子どもや若者の甲状腺がんの数が増えることによって証明されるでしょう。過剰診断の被害の抑制のためには、超音波検査の件数を減らしていかないといけません。

しかし、福島県と甲状腺関連学会は検査の需要の増大に応えるためと称して、甲状腺超音波検査や穿刺吸引細胞診の検査技術の普及を強力に進めていくこと

を決定しました。今まで技術不足できなかった超音波検査や穿刺吸引細胞診ができるようになったら、どうしても医療現場でやってみたくなります。不安がつのって無症状であってもくわしい検査を受けたい、という人たちがたくさんいるときにそんな医療者を増やせば、無駄な検査の実施が増えて過剰診断を拡大させてしまうことは明らかです。平時ならともかく、過剰診断の危機が懸念されている今のタイミングで打ち出すべき施策ではありません。この動きで福島県や学会が過剰診断のリスクに無関心であることが見てとれます。

第5節　福島県で起こっていることの現状と将来予測

　今回の福島の子どもの甲状腺がんの大規模な過剰診断は、学校検診を舞台としたものしては、世界で初めてのものです。福島の甲状腺検査の特徴をここでまとめておきましょう。

① 無症状の子どもや若者に対して甲状腺超音波検査を実施して、超早期の甲状腺がんを見つけることが本人たちに何らかのメリットを与えるというデータは無い。これは検査開始当初からわかっていたことです。
② 子どもや若者には、一生涯悪さをしない小さな甲状腺がんがしばしば隠れている。そのようなものを超早期に検出してしまうと、過剰診断の深刻な被害を引き起こす。また逆に、手術後の再発をかえって誘発するリスクがある。これは検査が開始された後にわかったことです。
③ 甲状腺超音波検査が住民の不安の解消に役立っているとする明確なデータは無い。むしろ根拠のない不安を引き起こし、福島の子どもたちに対するいわれのない差別を引き起こしてしまう危険性がある。
④ 現在の調査方法では健康に対する被曝の影響の有無はわからない。これは検査開始前から予想されていたことで、現在も変更はありません。
⑤ 福島県民はこれらの事実を当初は全く知らされず、現在でも十分に知らされていない。学校でやっているから、県や専門家が受けろといっているから、という理由でほとんどの県民は疑問をもつことなく検査を受けている。

　福島県でおこなわれている超音波検査で、今後どのくらいの数の子どもや若

者が過剰診断（あるいは前倒し診断）の被害にあうのかを、今までにわかっている甲状腺がんの自然史のデータから推測してみます。[*1] 中学生以下ではほとんど心配ありません。20歳の段階では1000人に1人程度が被害にあいます。30代以降は200人に1人程度が小さな甲状腺がんを持っていますから、県の計画通りに30歳代までにかならず1回は超音波検査を受けることにすれば、最終的には約2000人程度が過剰診断の被害にあうことになります。2011年の時点の計画をそのまま進めれば、福島を訪れればあっちにもこっちにも首に傷がある若者がいる、という未来もあり得るのです。

参考文献

* **1** Takano T, Natural history of thyroid cancer. *Endocr J* 64:237-44, 2017.

第6節　福島の甲状腺検査はなぜ止まらないのか

1．「健康被害を調べるために検査による健康被害には目をつぶろう」

　福島県の甲状腺検査を管轄している福島県や環境省が配布している資料には、「甲状腺検査を開始したことは正しいことであり、これからも継続していくべきものである」と記載されています。過剰診断の被害を公式には認めていないように見えます。福島県の有識者会議である「県民健康調査」検討委員会、甲状腺評価部会の議事録をみていただければ「福島は原発の被害があったのだから、被害の実態を明らかにするため、県民の不安を解消するために検査にともなう健康被害には目をつぶって調査を継続すべきだ」いう発言が、複数の委員たちから繰り返し出ていることがわかると思います。

　子どもが健康被害という血を流し続けているのにもかかわらず、検査のやり方を10年もの間一切変えようとしてこなかったのはなぜなのでしょう。この原因を考えるためには、甲状腺検査にかかわる人たちにとって検査の正当化や継続がどういう意味を持つのか、ということを注視する必要があります。

　大規模な予算と組織がかかわり、原発事故後という社会的に大きなインパク

トを持つ事業であるがゆえに、権威のおもねりによって検査をすること自体が
目的化して様々な利益をもたらすビジネスに変わりかねないからです。

2. 検査で利益を得る人がたくさん存在することの危険性

　検査の正当化や継続がどんな人たちにどんな利益をもたらすか、ということ
を表 3-1 にまとめました。もちろんこれは、「こういうことも考えられる」と
いう話であって、ここであげた方々が皆このような利益のために検査を継続し
たがっている、ということをいっているわけではありません。しかし逆にいう
と、これらの方々は客観的に見て検査の継続が自らにメリットをもたらす立場
におられるのは事実なのです（これを利益相反といいます）。
　今回の福島の事件は医学の歴史に残るものとして国際的な注目を集めてお
り、だれがどんな判断をしたのか、それがどんな結果に結びついたのかは後で
必ず綿密に検証されて記録に残ります。甲状腺検査のやり方に関する意思決定
に加わったり、甲状腺検査の良し悪しに関する発言をしたりするときは、後で
自分たちのビジネスのために子どもたちの健康や人権を犠牲にしたのではない
か、という疑惑をかけられないように、より慎重に行動することが求められる
はずです。

表 3-1　福島県における甲状腺検査の関係者とその利害関係

関係者	甲状腺検査の正当化や継続で受けるメリット
チェルノブイリ・福島での甲状腺検査に関わった専門家・学会	自分たちの判断の誤りを認めなくてもよくなるので権威が損なわれない
行　政	政策の誤りを認めなくてもよくなる 多額の予算が使える 原発訴訟において健康被害の存在を否定できるので有利になる
福島で検査に従事している医療者	予算やポストが確保できる 研究業績が作れる
マスコミ	悲劇を演出すること・不安をあおることによるニュースバリューの向上
反原発運動に関わる市民	原発の被害を大きく見せることができる

3．権威から発信される誤った科学

　甲状腺検査がビジネスと化しているのではないか、という懸念の根拠の1つに、専門家やマスコミといった影響力のある方々から科学的に重大な誤りがある情報が発信され続けてきた、という事実があります。代表的な誤った見解のリストを表3-2にまとめます。

表 3-2　福島県における甲状腺検査に関する科学的に誤った見解

誤った見解	誤っている理由
甲状腺超音波検査で甲状腺がんを早く見つけて早く手術すると、その後の経過が改善する	そのようなデータは無い
福島では検査や治療をガイドラインに基づいて慎重にやっているので、問題となるような過剰診断や過剰治療は起こっていない	福島県では若年者の甲状腺がんの発生数が50倍になっており、放射線の影響でなければ明らかに過剰診断である。また患者の大部分が手術となっているので過剰治療と言える ガイドラインは主に成人のデータを用いて作成されたものであり、子どもや20代の若者に対して用いた場合正しいかどうかは検証されていない
福島で手術となった子どもや若者の症例は病理診断の結果、過剰診断例ではないと判断した	過剰診断は、がんを治療せずにおいて将来患者に悪さをするかどうかを観察するか、多数の患者のデータを使った疫学調査でしか判定できない。手術でがんを取ってしまったらそれが過剰診断例であったかどうかはわからない
福島では不安を背景として検査をしているので過剰診断の定義にはあてはまらない	このような見解は過剰診断の定義としては国際的には過去に一度も出てきたことはない
福島県と近隣他県とで甲状腺がんと診断された症例を比較したら、甲状腺検査をやっていない近隣他県の方が重症例が多かった	他県では症状が出てから見つかっているので、治療が本来必要なかった過剰診断例を多数含む福島県の症例と比べて、がんが大きかったり、転移例が多かったりするのは当然 しかし、そのような状態で見つかってもほとんど死に至ることはないので、重症例との表現はおかしい

これら「権威」が流した情報は日本国内の学会や学術誌ではしばしば登場しますし、それに引き続き新聞やテレビなどのマスメディアでも取り上げられて、検査継続の世論を作り上げるのに強い影響力を与えてきました。でも、みなさんは、「専門家が間違ったことをいっているんだったら何を信用したらいいの？」と困ってしまうかもしれません。簡単な見分け方をお教えします。それはいっていることが外国の論文にのっているかどうかです。

　例えば、この表であげた見解が正しいなら、それまでの医学の常識をくつがえす画期的な研究成果であり、国際的に広く知られるべき情報であるはずです。逆にいうと国内の学術誌や学会は、このような科学的に誤った情報が自分たちのところから流布されることを何らかの事情からか容認してきた、ということなのです。

4．被害拡大の責任は県民に押し付けられかねない

　過剰診断の被害が拡大した責任はだれが取るべきなのでしょうか。もちろん、普通に考えたら、被害を抑えることができた立場にいながらそれをしなかった福島県・環境省・そして専門家集団でしょう。

　しかし、このような話になったときに、「県民が検査を希望したから被害がでたのも仕方ない」という結論にされてしまう可能性があるのです。県民の皆さんはそれはあんまりだ、と思われるかもしれませんが、実際、福島県の有識者会議では、「県民が、親が希望しているのだからどんどん検査すべきだ」という意見がしばしば出ていることは知っておくべきでしょう。

　こういった筋書きを作りあげる上で、強力な助けになっている動きがあります。甲状腺超音波検査にともなう過剰診断は、今回の原発事故がもたらした最大級の健康被害の１つであり、子どもに対する人権侵害という深刻な側面があります。また、現在検査を継続することで集められているデータは、「原発による健康被害は見えなかった」との主張を強化するためのものです。子どもの人権を重視する立場や原発に反対する立場からは、真っ先に中止を訴えるべきもののようにしか見えません。

　それなのに、反原発を訴える一部の人たちは、通常はお互いに批判しあう関係になりがちな行政と一緒になって検査の正当性と継続を主張してきたので

す。また、過剰診断の危険性を訴えている専門家たちは、検査を改善しようとしない行政の姿勢を批判しているわけですが、彼らにいわせるとなぜか「御用学者」になってしまいます。

このような方々を県民の代表であるかのようにマスコミが大きく取り上げることで、結果として検査継続の大きなエネルギーとなってきました。実際、福島県議会では「県民からの要望」として出された甲状腺検査の維持・拡充の要望書が全会一致で採択されているのです。

5．善意の暴走が始まった

これに関連して、非常に心配なことが起こっています。現在、福島県に限らず日本全国で、子どもや若者を対象にした甲状腺超音波検診が市民団体などの主催で行われており、すでに甲状腺がんと診断された症例が出ている、という情報も伝えられています。おそらく甲状腺がんになるんじゃないか、と不安に思っている人たちに「寄り添う」ために善意で行われているのでしょう。実際、このような企画はマスコミによって美談としてしばしば好意的に報道されています。また一部の甲状腺専門病院も、「不安だったら検査しますよ」というような宣伝をしています。

しかし、これまで説明してきたとおり、このような検査で甲状腺がんが発見される子どもや若者は、甲状腺がんが早く見つかってしあわせだった人たちではありません。過剰診断や早すぎる前倒し診断で健康被害を受けた人たちなのです。今の時点では当人たちは被害を認識していないかもしれませんが、科学的に正しい事実がいつまでも隠されているはずもないのです。自分たちは損をさせられたんだ、という事実はいずれ本人やその親御さんの知るところになるでしょう。そうしたら何が起こるのでしょうか。きっと彼らは「だまされた」と怒るに違いありません。仮に過剰診断について全く説明せずに検査をしていたのだとすれば、いやな話ですが医事紛争の原因になり得るケースだと思います。

真っ先に責任を問われるのは、もちろんこのような検診を実施したお医者さんたちです。ただし、彼らにも同情すべき点があります。諸外国の専門家たちが警鐘を鳴らしつづけているにも関わらず、福島県・環境省・国内の甲状腺関

連学会は、無症状の若年者に対する甲状腺超音波検査の危険性について明確な
コメントを出していません。逆に、県民に配布しているパンフレットがその典
型なのですが、「超音波検査をうければいいことがある」との誤解を招きかね
ない、まぎらわしい情報を流し続けています。超音波検査の害を知らずに自分
が検診して、たまたま甲状腺がんの患者を見つけてしまったお医者さんたちも、
ある意味「だまされた」、という側面もあるのでしょう。

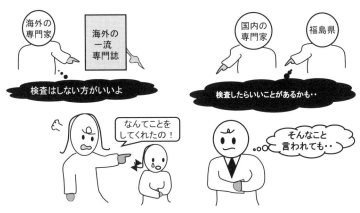

図 3-3　善意の暴走の責任はだれがとる？

　しかし、だからといってこれらのお医者さんたちは責任を逃れることはでき
ません。医師には、対象者に対するリスクを十分知った上で医療行為をする責
任があります。「被曝の可能性がある場合でも甲状腺超音波検査をはじめとし
たがん検診的なことはするべきではない」とした IARC の見解は、2018 年に
ランセットオンコロジー（Lancet Oncology）という超有名な医学雑誌に掲載さ
れています。[*1]国際的な評価は明確に定まっているのです。「自分はたまたま知
らなかった」では済まされない問題なのです。

参考文献

＊ 1　Togawa K, *et al.* Long-term strategies for thyroid health monitoring after
nuclear accidents: recommendations from an Expert Group convened by IARC.
Lancet Oncol 19:1280-3, 2018.

第7節　被害の拡大を抑え込むにはどうしたらよいのか

1．韓国はどうやって抑え込んだの？

　過剰診断の被害にはどう対応したらよいのでしょうか。まず、先例である韓国でどうなったのかを見てみましょう。

　韓国では近年、超音波検査の実施数が毎年低下傾向となり、過剰診断の被害を減らすことに成功しています[*1]。2010年頃から韓国の一部の専門家から、甲状腺がんの数がうなぎ上りに増えるのはおかしいのではないか、甲状腺超音波検査を止めた方がいいのではないか、という声が上がり始めました。しかし、これに真っ向から反対し検査の継続を主張したのは、本来甲状腺のことを最も良く知っているはずの、韓国甲状腺学会のメンバーなどの甲状腺の専門家たちであったのです[*2]。

　専門家たちの意見は真っ二つに割れました。韓国でも権威のおもねりは起こっていたのです。行政も当然のように指をくわえてみているだけで何もしませんでした。ただ、福島の状況と異なっていたのはマスコミでした。韓国のマスコミは早々と甲状腺超音波検査の有害性を理解し、「反過剰診断キャンペーン」を張ることで一般の人々の意見を変えることに成功し、検査推進派の専門家たちの力を封じ込めたのです。

　ただし、日本で同じことが起こるかというとそうはならないでしょう。福島で起きた過剰診断には「反原発運動」という要素が絡んでいます。マスコミも政治的にややこしい話に巻き込まれることを嫌うのです。

2．既存の学会と有識者会議には解決する力が無い

　韓国の例でわかるのは、学会などにおいての専門家の意見の統一は困難であろうということです。実際日本の状況を見ても、過剰診断の現状に危機感を持っていない専門家たちがむしろ多数を占めています。また、被害が明るみに出てから学会で福島の過剰診断の問題が正式に議論の俎上に上がったことは一度もありません。争点が発生するのを避けようとしているようにしか見えないので

74

す。つまり、過剰診断に関する正しい見識と、解決しようとする強い意志の両方が欠けているのです。

　同じことが福島県の有識者会議についても言えます。例えば、2018年に髙野・祖父江提案という検査の改善を訴える文書が県に提出されています。この文書で記載された提言や、私が2017年から2019年に福島県の有識者会議のメンバーであった時に、県に要請したことを表3-3にまとめます。いずれも福島の子どもたちの健康と人権を守るためには非常に重要なことなのです。なかには、がん保険の件など簡単に実行できて非常に有効なものもあるのですが、ほとんどの項目が会議で議論さえされませんでした。

表 3-3　髙野らが提案した過剰診断に対する対策

髙野・祖父江提案（2018年）

1．県民に対する説明文書についての改善案
　1）調査の目的を明記する。
　2）甲状腺検査を受けることで個人の健康上の利益があるように誤解させる記載を削除する。
　3）甲状腺超音波検査の有害性をわかりやすく記載する
　4）中学卒業後・16歳以上の未成年からも承諾を取る。

2．検査の実施体制についての改善案
　1）学校では放課後あるいは休日に限定して検査を実施する。
　2）説明文の内容、特に健康改善を目的とした検査ではないことを学校関係者に周知し、学校において誤解を広げる説明がなされることを防止する。
　3）下記の検査方法の変更について検討する。
　　① 最初から超音波検査を実施するのではなく、触診をした上で超音波検査による精査の必要性を判断する。
　　② 超音波検査の対象年齢を制限する。
　　③ 超音波検査の実施頻度を下げる。

その他の提案事項
1. IARCの「原発事故後に甲状腺スクリーニングはすべきでない」とする勧告を県民に知らせる。
2. 過剰診断の発生をモニターするために県内で保険診療で行われている甲状腺超音波検査の件数を調査する。
3. 甲状腺がんと診断された子どもや若者ががん保険に入れるようにする。

　検査の被害を公式に認めていない以上、対策をとることを議論すること自体が政治的に許されていなかったのかもしれません。しかし、そもそもこの会議

では、例えば私が「過剰診断は有害である」との意見を出しても、それさえ否定されてしまうような状況であったのです。どうしてそんなことが起こるのでしょうか。

　福島県の有識者会議では様々な領域の専門家が招集されています。そのことは、広く意見を募るという点ではよいのですが、反面極めて基本的な医学知識が委員の間で共有されておらず、その状態で議論がされています。特に疫学や医学倫理の領域でそれが目立ちます。各委員が「がん検診の有効性」や「ヘルシンキ宣言」くらいは勉強された上で会議に臨まれるべきだったのではないかと思います。その結果、科学をないがしろにした心情的・政治的な見解が主流となりがちでした。もちろん、そのような見解が必要とされる局面はあるでしょう。しかし、こと医療に関しては科学を踏み外した診療行為を推進することは対象者に確実に害をもたらします。

　しかし、私がこのこと以上に深刻だと感じたことがあります。このような誤った意見を言うのは一部の委員だけです。しかし、そのような意見が出てきたときに、本来訂正を入れないといけない立場のはずの専門家たちがなぜか沈黙して聞き流してしまうのです。これにはどんな背景あるのかよくわかりませんが、その結果過剰診断の議論が深まることは一度もなかったのです。

　過剰診断についての正しい見識を欠いたまま議論がされ、過剰診断をわかっている人たちがそれに対して問題を提起しようとしない、というのは学会と福島県の有識者会議の両方に共通する構図です。日本の専門家たちは、学校検診をきっかけに発生した大規模な子どものがんの過剰診断、という医学史上初めての問題に対して、知恵を絞り果敢に取り組んで解決をもたらす役割が期待されていたはずです。また、それが成果を収めれば国際的に高い評価を得られたはずでした。しかし、このような構図の弊害のせいで、すっかりそのタイミングを逃す結果となったのです。

　たとえば、日本甲状腺学会は最近の公報で、「福島の甲状腺検査に関する批判は学会の総意ではない」「日本の専門家は常に過剰診断の問題に取り組んできた」「福島の甲状腺検査は日本甲状腺学会の臨床重要課題の一つとして取り上げ、むしろ震災後一貫して支援を行ってきた」として検査を支持する立場を明確にしています。[*2]

3．福島県民は自分を守るために自ら学ばないといけない

　私は2017年に、この過剰診断問題を解決するための方針として以下の3つをあげました。^{＊3}

　① 専門家が利害関係を排して科学的に正しい情報を発信すること
　② 福島県民が自ら学ぶこと
　③ 関係者が自分たちの利害より子どもを守ることを優先すること

　このうち、②に関しては、「福島県民は原発事故のせいで迷惑した。どうしてこの上勉強しろなどとさらに負担を増やすようなことを言うのか」とお叱りを受けました。しかし、現時点で最も重要なのはこの②なのです。

　おそらく、多くの福島県民は甲状腺検査の害を認識していません。学校でやっているからと何も考えずに検査を受けています。また、「検査で何か問題があったら偉い人たちがきちんと改善してくれるだろうし、危険なことがあったらちゃんと知らせてくれるだろう」、くらいに思っているのではないでしょうか。

　このような傾向は県が公開した県民の検査に対する意識調査でも明確に表れています。^{＊4}この「お上がよきにはからってくれるだろう」という思いは、恥ずかしながら私自身も2015年までは持っていて、それまでは福島の状況についてなんら危機感を感じていなかったのです。しかし、現実は違いました。行政や学会は福島の子どもたちが危険にさらされている状況を放置しています。

　本来知っておかなければならない重要な情報がブロックされ、自ら学ばなければ自分たちに危険が及ぶことを避けることができないという理不尽な状態に県民が置かれていることは知っておいてください。県民が知るべき情報については、最近甲状腺専門医の有志で「こどもを過剰診断から守る医師の会」が結成されており、SNSでタイムリーな情報を発信しています。

　前述しましたが、県を信じて県の計画通りに検査を受け続けたら200人に1人が過剰診断の被害を受けます。「がんと診断されるだけならいいじゃないか」と思わないでください。現在までに診断された子どもたちの大半はおそらく不要であったはずの手術を受けており、長期間の通院が必要な状態に置かれてい

ます。またすでに再発例も出ているのです。このような情報は行政やマスコミは伝えませんし、過剰診断の被害者が自ら被害を訴えることもないのです。

4. 過剰診断の被害の存在を認めるのが第一歩

このような状況を改善するために最も重要なことは検査に伴う過剰診断の被害の存在を公式に認めることだと思います。本当に初歩的なことですが、現状としてはこれさえできていないのです。専門家たちが目を覚ますことにはもはや期待せず、政治の力で大なたを振るう必要があるのかもしれません。

甲状腺検査は子どもにとって有害なものだ、ということが前提になれば、それをビジネスとして活用しようとする動きにくさびを打つことができます。その上で学会や有識者会議に代わる新たな過剰診断対策チームを作り、そのチームに解決を一任することです。そのチームには様々な政治的思惑を排除して、科学的に正しい判断ができる方々を入れなければなりません。それが、福島県で行われている医療行為を正常化する第一歩です。

2020年に甲状腺がんの過剰診断に詳しい国内・国外の専門家たちが集まって、若年型甲状腺癌研究会という従来の学会から独立した組織が結成され、提言や情報提供を始めています。このような組織が今後問題解決のきっかけになるかもしれません。

問題の最終的な解決には相当な困難を伴うはずです。なにしろ今の福島には、「甲状腺超音波検査をがん検診として受けるのはよいことだ」という科学的に誤った刷り込みを10年にわたって受けてきた、38万人もの子どもや若者とその親たちがいるのです。今後数十年にわたって福島県は検査の後遺症に悩まされるはずです。

5. 誰も甲状腺検査を受けるな、とはいっていない

最後に一点お話ししておきます。よく過剰診断論者は県民が超音波検査を受ける権利を奪おうとしている、という趣旨の意見が流れていますが、それは間違いです。実は、同じことは韓国で過剰診断が問題になったときにも、検査推進派の専門家たちがよくいっていました。過剰診断を危惧する専門家のなかで、

福島県民は超音波検査を受けるな、といっている人は誰もいません。県民が検査を受けるのは、それはそれでよいのです。ただし、医療行為である以上、安全性を最優先にしてやってください、ということです。

　私をはじめ、過剰診断を懸念している専門家の方々は、「できるだけ通常の診察と同じ形にすべきだ」といってきました。少なくとも、過剰診断の害の説明は必須です。「原発事故後に甲状腺の集団検診は害が大きいのでするべきでない」とした IARC の勧告も知らないような状態で、検査を受けさせてはいけません。県民が受けたいといっているから甲状腺検査を推進すべきだ、といっている専門家は無責任です。一般の人々が過剰診断を理解するのは難しいのです。また、親が自分が不安だからと、自分の子どもに健康被害を伴うような検査を受けさせようとする行為は虐待にあたります。県民が誤った判断をしているときは警鐘を鳴らし、正しい方向に導くのが責任ある専門家の態度でしょう。

　十分な説明を受けて、それでも心配な方々は検査を受けたらよいと思います。ただし、いきなり超音波検査をするのではなく、まずは首の診察をして検査の必要性を確認した方が良いでしょう。それは海外の専門家たちが作成したガイドラインにも載っている方法だからです。[5, 6]

参考文献

＊1　Ahn HS, *et al.* South Korea's thyroid-cancer"epidemic"—Turning the tide. *N Engl J Med* 373:2389-2390, 2015.

＊2　日本甲状腺学会　日本甲状腺学会雑誌 12 巻 1 号に掲載された特集 1「甲状腺癌の過剰診断を考える」についての日本甲状腺学会の立場について．
http://www.japanthyroid.jp/public/img/news/20210609_1201_2_opinion.pdf

＊3　髙野徹「福島の甲状腺がんの過剰診断―なぜ発生し、なぜ拡大したか―」日本リスク研究学会誌 28:67-76, 2019.

＊4　福島県　第 41 回「県民健康調査」検討委員会　参考資料 6．
http://www.pref.fukushima.lg.jp/uploaded/attachment/446632.pdf

＊5　Francis GL, *et al.* Management guidelines for children with thyroid nodules and differentiated thyroid cancer. *Thyroid* 25:716-759, 2015.

＊6　Clement SC, *et al.* Balancing the benefits and harms of thyroid cancer surveillance in survivors of childhood, adolescent and young adult cancer:

Recommendations from the International Late Effects of Childhood Cancer Guideline Harmonization Group in collaboration with the PanCareSurFup Consortium. *Cancer Treat Rev* 63:28-39, 2018.

（髙野 徹）

第4章

甲状腺検査の現場から見えるもの

第1節　甲状腺検査はどのようにして行われてきたのか

　2011年10月、東日本大震災と福島原発事故の約半年後に福島県・県民健康調査の一環として「甲状腺検査」が開始されました。その目的は「子どもたちの健康を長期的に見守り、現時点での甲状腺の状況を把握するとともに、生涯にわたる健康を見守り、本人や保護者の皆様に安心していただくため」と検査開始当初の記録に記載されています。検査の対象者は、福島第一原子力発電所の事故の時におおむね18歳以下であった全ての福島県民（2巡目からは原発事故当時に胎児だったことが想定される人も検査の対象に含まれました）とされており、約38万人です。

　これらの方々を対象に、おおむね2年に一度、甲状腺超音波機器を用いて、甲状腺の中に結節性病変（しこり）がないかどうかを調べることになったのです。第4章では、このようにたくさんの方を対象とする検査が実際どのように行われきたのか、その現場の様子を対象者の立場に立って知っていただきたいと思います。

1．検査の「お知らせ」が福島医大から郵送されてくる

　福島県の大学病院は、福島県立医科大学（福島医大）だけなので、地域の高度な医療や全体的な保健事業の中心は、主として福島医大と福島県が担っています。原発事故後、甲状腺検査の対象者には検査の数か月前にその福島医大から福島県と福島医大の連名で「甲状腺検査のお知らせ」が各家庭に郵送されています。たくさんの文書が入った厚い封筒です。初期のものと現在のものとで

は少し違いがありますが、検査の日時と場所が記載された文書、検査の説明書、同意確認書などが同封されています。

　この手紙には一つの特徴があります。学校で検査を受ける世代の人たちへの手紙には、自分の名前が書いてある最初のページに、「○○年○○月○○日、○○小学校」というように、検査の日時や場所があらかじめ指定されているのです。つまり、このお知らせは「あなたは検査の対象者です」というお知らせではなく、「検査をこの日にこの場所で受けてください」という手紙です。検査を受けるのがあたりまえのように、あるいは受けなければいけない検査だと感じられてしまうお知らせになっています。

　事故直後の、放射線被ばくによる健康影響の不安が大きく、多くの人（ご本人よりも保護者の方の場合が多かったと思います）が検査を望んでいるときには、この方法で火急的にしばらく対応するのも仕方がなかったのかもしれません。しかし甲状腺検査は本来任意で受ける（受けるか受けないかは自由に選択できる）検査ですので、受けなければいけない検査であると誤解を招かないように運営するべきですが、そのように変更されないまま継続されています。

　また、お知らせが定期的に（すでに5回目の検査を受けている方もいます）、福島医大から福島県の事業として当初と変わらず送られてくることで、学校で行われる健診診断と同じように「受けることが当然」という感覚になってしまっています。さらに「大学や県がまだ検査が必要と考えているならば、それほど心配な状況なのだ」あるいは「やはり放射線の影響が心配されるのだ」と考えさせてしまうことにつながり、必要以上に放射線の危険性を感じてしまう原因にもなりかねません。

　お知らせには検査の同意確認書が同封されています。検査を希望する人は「同意する」にチェックする、検査を希望しない人は「同意しません」にチェックすることになっています（ただし2巡目までは「同意しません」というチェック欄もありませんでした）。そして福島医大に返送します。検査の当日までに、この同意確認書が医大に返送されていなければ、ふつうはその方は検査を受けないということになります。

　しかし、検査を受けるつもりだったのに同意確認書を提出していなかった方や同意書を出すことに抵抗があった方が初期には少なからずいて、口頭（あるいは保護者に電話）で受診の意思を確認し、後日同意確認書を出していただく

ことを条件に検査を行うこともありました。また、学校検査において同意確認書の返送を促す取り組みも行われていました。同意確認書を提出して下さいという文書を、学校で配ってもらうのです。未提出の同意確認書の回収を学校に依頼することもありました。

　児童・生徒は、福島医大からだけでなく学校で担任の先生や養護の先生からも、「提出するように」求められることで、検査を受けなければならないもの、検査を受けることは大切なこと、という認識を持ってしまうかもしれません。本来は受けなくてもかまわない検査、受ける方がむしろ不利益が多いと考えられる検査ですが、お手伝いいただいている学校の先生方にそのような説明はなされていないので、学校の他の提出物と同じ感覚で熱心に回収して下さった先生方も多かったのではないでしょうか。

　筆者は2016年に福島民友新聞の取材を受け、「受けない意思も尊重」する甲状腺検査のあり方を提案しました。*1しかし、検査のお知らせを配布する時点から「受けることが当然」というやり方のため、受けない意思は尊重されにくい仕組みになってしまっているのです。

2．学校の授業中に検査が行われている

　小学生、中学生、高校生という学校世代の対象者の甲状腺検査は、学校の授業時間中に行われています。あらかじめ福島医大と学校側で日程調整を行うのです。ごく小規模な学校を除いては、検査に丸一日を要するため、運動会や学習発表会のような学校行事のように、学校側にあらかじめ日程を確保していただく必要があります。この作業はお知らせ発送の前に行われ、お知らせには決定した検査の日時が記載されます。検査の当日は、検査に関わるスタッフが学校を訪問し、超音波機器を持ち込んで検査が行われます。体育館などの広いスペースにカーテンで仕切られた検査ブースを対象者の数に応じて複数設置します。検査ブースには検査用のベッドを置き、子どもたちはその検査ブースに入り、ベッドに横になって検査を受けるのです。

　学校の授業中ですから、子どもたちはクラスごとにまとまって検査会場にやってきます。そして検査スタッフから「検査の上手な受け方」の説明を受けます。「自分で体操着の襟元を持って、斜め下に引っ張ってください」「検査の

時は顎を少し上げてください」「痛くないけど、くすぐったいかもしれません」などなど。そして次のように検査が進みます（図4-1）。

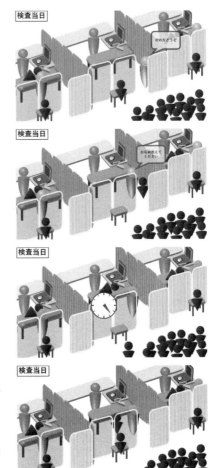

1）検査が始まると、「次の方どうぞ」という検査介助者の誘導で、一人ずつ検査ブースに入ります。
2）「お名前は？」。名前を確認されます。
3）「ベッドに横になってください」。あらかじめ説明を受けているので、だれもが横になってすぐに襟元を引っ張り、顎を挙げて検査を待ちます。そして検査担当者が検査を開始し、検査を受けます。検査は1〜2分です。
4）介助の方が首元のゼリーを拭き取り、検査は終了します。この間、検査担当者は検査のレポートを書きます。介助者が「お疲れ様でした」と言って、終了した人は退出し、「次の方どうぞ」と言って次の人が入ってきます。

図 4-1　作図：大石学

　慣れた検査担当者と介助者であれば、全体でも３分かかるかかからないかです。学校との調整によって、検査の終了予定時刻が設定されており、検査対象者の数が決まっていますので、そのくらいの時間しかかけることができない状況で検査が運営されているということです。まさに流れ作業のようでした。そのような中でも検査に関わるスタッフたちには、不安そうな子どもに対する声かけや、検査の時に言葉をかけることや、負担になっていないかを気を付けることなどを日々お願いしていました。しかし、限られた時間の中ではそのような対応に一定の限界があったのは事実です。

学校検査で検査を受けない子はわずかでした。それは学校世代の受診率が90％以上であることを見ても明らかです。この受診率はこの年代全体の平均で、県外への転出者も含んでいるため、福島県内の学校での受診率は95％以上だと予想されます。検査を受けない子は教室に残る、あるいはそれができない場合は、検査会場にみんなと一緒に来るけれども検査は受けないという対応でした。これは第40回検討委員会で報告された学校の職員に対する聞き取りからもわかります。[*2]

　ほとんどの子どもが受ける学校検査で、検査を受けない選択をすることは、簡単ではありません。「検査を受けない理由をどのように先生に説明したらいいか」を保護者から相談されたこともありますし、保護者は検査を受けさせないと決めたものの、子どもから「みんなが受けるのに自分だけ受けないのは嫌だ」と言われて受けさせたと話す保護者もいます。すでに過去の検査で結節があると分かっていて診療を受けているから検査は受ける必要はないにもかかわらず、「検査を受けないと友人に『なぜ？』と思われるのは嫌なので、検査を受けることにした」と明かしたお子さんもいます。

　「同意を得ているのだから強制はしていない」という説明がなされていますが、検査の対象者は、受けるか受けないかを自由に選択していい検査であることを理解できません。学校行事と同様の方法で実施されていて、子どもたちが義務であるかのように検査を受ける体制となっています。検査を受けない自由が確保されているとは言い難い状況になっているのです。

3．公共施設での検査で幼い子どもたちも検査を受けた

　特に初期の頃の甲状腺検査は、対象者の中に就学前の幼いお子さんがたくさんいました。この方々への検査は公共施設で行われていました。この場合も当時は検査の日時と場所が指定されていました。1時間ごとに一定の数の対象者の方を割り振って、検査にきてもらう方法でした。検査の対象者が30数万人で、それを約2年間で行うのですから、1日に何人の検査を行う必要があるという計算に基づいて、対象者を割り振っていたのです。1巡目は80％以上、2巡目は70％余りの受診率でしたので、検査会場はいつも検査を受ける人でいっぱいの状況でした。

そこでの検査も一人当たり数分で行わなければならないのです。検査を担当する医師や臨床検査技師も不足しており、最低の人員で、その日その日の検査をこなすことが求められていました。小さな子どもたちは、検査の意味を理解していませんから、保護者やスタッフが「大丈夫」ということを説明しても、恐怖感から泣き出す子どももたくさんいました。一つのブースで鳴き声が上がると、連鎖で他の子どもも泣き始めるという状況もしょっちゅうでした。「泣いてもいいからやってください」「押さえてもいいのでやってください」とおっしゃるお母さんもたくさんいました。そのお気持ちは特に検査開始初期の放射線被ばくに対する不安が強い時にはよくわかります。一方で、原発事故による放射線の線量が病気を引き起こすほど高くないことが分かり、また甲状腺の超音波検査に当初予想していた以上の不利益があることが分かってくるにつれ、子どもに負担をかけて大人の不安を解消しているのではないかと感じ、その状況に疑問を抱く検査スタッフも出てきました。

4．子どもたちはなぜ検査を受診したのか

高校を卒業した世代も、公共施設等の「一般会場」と呼ばれる検査会場や福島県と提携している医療機関で検査を受けることになります。この世代の受診率は2巡目から急激に低下し、10 〜 20％となりました[*3]（表4‐1）。そしてその傾向は3巡目以降でより顕著です。この現象は、放射線の健康影響を心配して検査を希望している人は、高校を卒業した世代では、それほど多くないことを表していると思います。

検査のお知らせは対象者全員に郵送されているわけですから、心配で検査を受けたい対象者は、検査を受けることができるのです。日時や場所の利便が悪かったとしても、よほどの事情がない限り、検査間隔の2年ないしは5年の間に検査を受けるチャンスはあるはずです。この表の受診率の低下を見て、利便性が悪くなるから本当は受けたいけれども受けられなくなっていると強調する方がいますが、そのような対象者が多いのであれば、甲状腺検査などの問い合わせ窓口である福島医大のコールセンターに要望が相次いで入るはずです。

表 4-1 甲状腺検査の受診率

対象時年齢[*1]	先行検査 対象者 人数	先行検査 受診者 人数	先行検査 受診者 割合(%)	本格検査(検査2回目) 対象者 人数	本格検査(検査2回目) 受診者 人数	本格検査(検査2回目) 受診者 割合(%)	本格検査(検査3回目[*2]) 対象者 人数	本格検査(検査3回目[*2]) 受診者 人数	本格検査(検査3回目[*2]) 受診者 割合(%)
0	1,908	1,627	85.3	0	–	–	0	–	–
1	9,590	8,151	85.0	0	–	–	0	–	–
2	16,360	13,132	80.3	7,933	5,483	69.1	0	–	–
3	16,528	13,447	81.4	14,944	10,324	69.1	0	–	–
4	17,025	14,187	83.3	16,439	11,732	71.4	7,959	4,026	50.6
5	17,407	14,681	84.3	16,535	11,864	71.8	14,980	7,976	53.2
6	17,557	16,675	95.0	16,970	15,608	92.0	16,457	14,581	88.6
7	17,814	17,050	95.7	17,415	16,155	92.8	16,540	14,799	89.5
8	18,707	17,902	95.7	17,411	16,201	93.1	16,969	15,310	90.2
9	18,972	18,191	95.9	17,709	16,574	93.6	17,417	15,736	90.3
10	19,545	18,741	95.9	18,666	17,503	93.8	17,408	15,775	90.6
11	19,959	19,179	96.1	18,830	17,656	93.8	17,707	16,043	90.6
12	20,003	19,196	96.0	19,510	18,036	92.4	18,667	16,636	89.1
13	20,556	19,570	95.2	20,005	18,340	91.7	18,829	16,600	88.2
14	20,779	19,601	94.3	19,984	18,233	91.2	19,507	17,094	87.6
15	20,664	15,563	75.3	20,522	17,700	86.2	20,004	15,999	80.0
16	21,328	15,791	74.0	20,588	17,791	86.4	19,981	16,086	80.5
17	21,641	14,619	67.6	20,692	16,380	79.2	20,514	15,454	75.3
18	21,933	11,581	52.8	21,121	7,072	33.5	20,575	4,639	22.5
19	19,474	8,574	44.0	21,659	6,148	28.4	20,681	3,760	18.2
20	9,887	3,014	30.5	21,922	5,357	24.4	21,114	3,153	14.9
21	0	–	–	22,502	4,795	21.3	21,647	3,090	14.3
22	0	–	–	9,887	1,588	16.1	9,713	1,147	11.8
23	0	–	–	0	–	–	0	–	–
24	0	–	–	0	–	–	22,653	2,234	9.9
全体	367,637	300,472	81.7	381,244	270,540	71.0	359,322	220,138	61.3

　表 4-1 から読み取れるように、保護者の心配が強い就学前のお子さんの世代も 3 巡目では 50 ％まで低下します。学校で検査をする世代だけが 90 ％前後、高校でも 80 ％前後の受診率を維持しています。学年が上がると引越をする人が徐々に増えるので、福島県内の小中学校に限れば受診率はもっと高く、データは公表されていませんが 95 ％以上になると想像されます。この学校世代だけ受診率が高く、高校卒業後に急激に受診率が下がり、就学前の世代も受診率が低下しているということは、学校で行っているために検査を当たり前のこととして受けている人が多い可能性が高いと思われます。すなわち、学校検査が任意性を十分に担保できていない検査システムであることを反映しているのではないでしょうか。[*4]

　筆者は、公共施設に受診に来られた主として高校を卒業された大学生や社会人の世代の方に対して、検査を受診した理由を聞いたことがあります。[*5]2018 年の 2 月から 3 月にかけて受診した 250 人に、筆者が検査の意義と結果を説明

する場面で、検査を受けに来た理由を聞いたところ以下の様な結果でした。

- ・放射線の健康影響が心配だから　　　　　　16%
- ・甲状腺の病気が心配だから　　　　　　　　7%
- ・家族に勧められたから　　　　　　　　　　28%
- ・受けなければならない検査だと思ったから　35%
- ・その他　　　　　　　　　　　　　　　　　15%

　公共施設に検査を受けに来た方なので、放射線の健康影響を心配してすすんで受診した方が多いのではと思ったのですが、そうではありませんでした。一番多かったのは、「受けなければならない検査だと思った」という理由でした。「以前に学校で検査を受けていたので、受けなければならない検査だと思っていた」と話して下さった方もいましたし、「お知らせが来た時に受診しなかったが、再度『未受診者の方へ』という連絡はがきが届いたので、やはり受けなければならない検査だと思った」という方もいました。検査受診に対し同意あるいは不同意の返送がされていない方に再度受診勧奨を行うことは、受けるべき検査であるという認識を対象者にもたせてしまうことになることを、この経験から知りました。検査をどこで、いつ行うのかといった検査の実施方法、そして対象者への連絡の仕方によって、検査を受診するかしないかはあくまでも対象者の判断に委ねられていること、すなわち「受けても受けなくてもいい」検査であることが分かりにくくなっているのです。

　このように自主的に受けに来ていると思われる一般会場の受診者でさえ、義務的な検査と思って受診している方が多いのですから、学校検査はより強制性が強い検査になっていることがうかがわれます。

５．過剰診断の不利益

　すでに第１章でも説明されていますが、ここで過剰診断がなぜ重大な不利益なのかをもう一度考えていきたいと思います。

　過剰診断とは、その検査を受けなければ一生その人の生活に影響を及ぼさない、つまりは症状も出さず、死亡の原因にもならず、気付かれずに一生を過ご

すことができたはずの病気を診断することです。がんという、一般的には人の命をおびやかすと考えられている病気でも、過剰診断はあります。そして過剰治療とは、過剰診断された疾患を治療することを指します。行き過ぎた治療という意味ではありません。過剰診断が起これば、ガイドラインに沿った治療だとしても必然的に過剰治療が生じます。「過剰診断が疑われるので経過をみましょう」と言ったところで、経過を見る行為そのものが、副作用のリスクは低減されたとしても過剰治療になります。このような理由から、過剰診断の不利益を考える時には必ず過剰治療の不利益も伴うことを想定して考える必要があります。過剰診断の不利益を著者らは図のようにあらわして説明しています。^{*6} この図を見ながら、一つひとつ考えていきましょう。

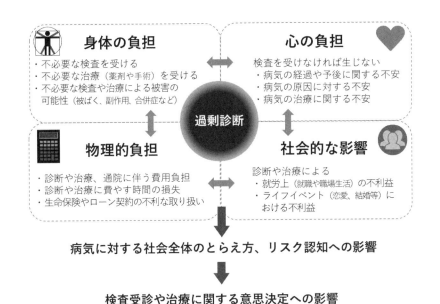

著者作成

図 4-2　過剰診断の不利益

① 身体的な不利益

　過剰診断と過剰治療はともに検査を受けなければ生じ得なかった診断と治療ですので、その診断が正確で治療が適切であったとしても、診断と治療に関わるすべての医療行為がその人にとって不必要なものです。つまり体に不必要な

負担をかけることになるのです。検査による痛みや被ばく、手術など治療による体への負担、入院、術後の服薬などすべて本来は不必要なものです。ましてその診断や治療によって有害事象（副作用）が生じた場合には、本来不必要な診断や治療によって、新たな病気や症状が出現することになるので、体に大きな害が加わることになるのです。

　甲状腺がんの診断がされた後に、「転移がないかどうか調べましょう」と言われて、肺のCT検査を行うことがよくあります。甲状腺がんの転移はリンパ節と肺に起こりやすいからです。CT検査は放射線を使用する検査ですので被ばくします。この被ばくは過剰診断ならば本来不必要な被ばくです。

　また、手術することになった場合には、手術の合併症が起こり得ます。手術の際に使用する薬剤でアレルギー反応が起きて、命もおびやかされる（アナフィラキシーショックと言います）事態が起こる可能性はゼロではありません。手術の際の合併症で声が出にくくなったり、甲状腺を全部摘出してその周りのリンパ節も取るような手術では、両側反回神経麻痺という合併症が起こる可能性がゼロではありません。両側反回神経麻痺が起これば、気管切開をしないと呼吸ができなくなります。手術が甲状腺全摘であれば、その後一生甲状腺ホルモン剤の補充が必要になります。

　時には甲状腺の傍にある副甲状腺の機能も低下して低カルシウム血症を起こすこともあるため、それを予防する薬も服用しなければならないことがあります。1日に1回であっても、毎日欠かさず薬を一生飲み続けることの負担を想像してみてください。旅行や出張に行くとき、薬を忘れないようにしなければなりません。地震などの災害で病院に行けないときはどうしたらいいでしょうか。

　症状があったり、命を脅かす可能性がある甲状腺がんであれば、このようなさまざまな治療によるリスクと引き換えに手術を受けるわけです。一方、過剰診断の場合はそのようなリスクを、引き換えるものなしに引き受けることになります。

　甲状腺がんの手術を受けると首に傷ができます。もちろん少しずつ目立たなくなりますが、手術の後しばらくの間、人によってはケロイド体質で長い間、傷が首に残ります。若い人では皮膚の細胞の活動が活発で傷が目立ちやすいことも指摘されています。いつも洋服の下に隠れる場所ではないので、手術の傷

も身体的な不利益と考えるべきでしょう。

② 心理的な不利益

　がんと診断された時の心理的な負担はいかほどでしょうか。がんは一般的に命を脅かす病気ですので、過剰診断を知らずにがんと診断されれば、死んでしまうのではないかという不安を持つことにもつながります。甲状腺がんは治りやすいがんと知っていたとしても、がんと診断された精神的ショックは非常に大きなものです。その後治療方針を決めるための検査では、どんな検査を受けるのか、検査は痛いのか、被ばくするのか、検査の結果はどうだろうかと心配することになります。そして甲状腺がんの治療の主体は手術ですので、手術を受けることになれば、手術についてさまざまな不安を抱えることになるでしょう。

　手術をする場合には前述した手術のリスクの説明を受け、そのリスクを引き受けて手術をするという決心をしなければならないので、精神的負担はとても大きなものです。これらの負担も過剰診断によるものであれば、本来は全く経験する必要のないものなのです。手術が終わっても、術後の体調の変化や傷についての不安など、心理的ストレスは長く続くことになります。

　では、手術をせずに経過観察をしたらどうでしょうか。がんが体の中にあることを知りながら、何も心配せずに暮らすのは難しいことだと思います。普段は症状がなく忘れることができても、診察日が近づけば大丈夫だろうか（例えば大きくなっていて手術しなければならないのではないか、とか、進行して手遅れになってはいないか）と心配することになるでしょう。これが期間限定のことならまだいいですが、何年間経過観察したら終了というものではないので、長い間体の中にがんをそのままにしているという不安感から逃れることはなかなかできません。若い時に診断されれば、この期間がより長くなります。過剰診断の可能性が高ければ何も悪さをしないはず、と考えても不安がなくなるわけではありません。

　また、経過観察中に別の症状が出たときでも、経過観察している甲状腺がんと関連づけて考えてしまうということも生じます。例えば風邪などのウイルス感染で首のリンパ節が腫れたとします。その時、甲状腺がんを経過観察中であれば、甲状腺がんが転移して腫れたのではないかと心配になる人もいるでしょ

う。様々な場面で心理的な負担が増えることが容易に想像できます。

　もう一つ心理的な負担の中で大きなものがあります。それは「原因は何か」と思い悩むことです。人は大きな病気になった時、どうして自分はその病気にかかってしまったのだろうか、何が悪かったのだろうか、と思い悩むものだと思います。多くの病気は原因が一つではなく、様々な要因が重なって発病するものですが、一度病気にかかってしまうと、「これが悪かったから」と考えがちです。このことは、福島の甲状腺検査の場合、その原因は放射線のせいではないか、被ばくしたからではないか、と思い悩むことになるということです。検査で発見されなければ、全く考える必要もない悩みや自責の念を抱えて生きることになります。

③ 物理的な不利益

　過剰診断は体や心だけでなく、経済的にも、時間的にも不利益をもたらします。診断や治療にかかる費用、入院や通院にかかる費用、病気がきっかけで休職や退職があれば、その経済的損失なども考えられます。時間も同様に奪われます。若い人では治療の時期と入試などの時期が重なるなどの不利益も起こりえるでしょう。さらに過剰診断ではあっても病気ががんであれば生命保険に加入できなかったり、住宅ローンなどさまざまなローン契約ができなかったりすることで、経済的な不利益を被ることも起こります。

④ 社会的な不利益

　社会的な不利益は過剰診断の不利益の中で、最も大きなものと筆者は感じています。なぜなら自分の考え方や努力では解決できない側面を有しているからです。がんと診断されてしまうとがん患者になります。手術してがんを取り除いた後も、がん患者として扱われます。がんが治った後の人々にどのような不利益があるかは、多くの論文が出されていますが、特に就職や職場環境における不利益や恋愛や結婚などの人生の重要なライフイベントにおける不利益は、背景に差別などのマイナスの感情があるため、顕在化しにくく、改善もされにくいという難しさを伴っています。例えば、がんの体質が遺伝するから結婚はできないと悩んだり、がんの病歴があって就職できなかったりということは、本来はあってはならないものですが、現実にはがんサバイバーの方々の就労率

は低いことが分かっているのです。^{＊7}

福島の甲状腺検査で発見された甲状腺がんの場合にはこれに加えて、放射線被ばくというもう一つの要素が加わります。つまり甲状腺検査で発見された甲状腺がんであることで、被ばくの可能性についても社会的不利益を受けることになります。

6．対象者は甲状腺検査の意義や利益・不利益を知らない

甲状腺検査は原発事故後の混乱した時期に開始されました。検査の意義、検査で何が分かるのか、検査のメリットやデメリットは何かということを、事前に十分に説明することが、検査開始当時は困難な状況でした。また前述の過剰診断の不利益については、検査開始からしばらくした後に、しだいにその深刻さが明らかになった側面も確かにあります。

しかし、検査開始から10年近くが経過する中で、これら事前に必要な説明が不十分なまま検査が行われ続けています。筆者らが小学校や中学校で行った出前授業では、子どもたちは甲状腺の場所は分かっても、なぜ甲状腺検査が行われているかを理解している子どもはごくわずかでした。^{＊8}保護者を含む住民説明会でのアンケートでは、検査にデメリットがあることを知らない方が約80％でした。^{＊5}

当初の検査の目的は「健康の見守り」でしたが、いつの間にか「放射線の健康影響を調べる」調査としての目的が記載されるようになりました。しかし、対象者にこのことを説明する機会は設けられていません。

また、検討委員会で検査のデメリットを説明する必要性が議論され、説明文が改訂（改訂された内容の是非については別稿に譲ります）されましたが、そのことを対象者に分かりやすく説明する機会も設けられていません。検査5回目から、前述した検査のお知らせに同封される説明文が変更されているにすぎません。対象者は5回目の検査ですから、「検査に予想以上に不利益が多く、そのため同封されている説明内容に重大な変更があります」ということを周知されなければ、今までと同じと思って検査を受けるでしょう。

本当に検査が住民のためのものならば、説明文を改訂したものを配っただけでは説明責任を果たしたことにならないと考えます。受診者がその内容を本当

に理解し納得できているかが最も重要な点だからです。今までに明らかになった科学的事実を分かりやすく説明した上で、検査には重大な不利益があることを、対面で十分にお話して理解してもらう必要があります。それは時間がかかることですが、検査をいったん止めてでもその努力をすることが必要ではないでしょうか。

参考文献

＊1　福島民友新聞　2016年6月15日　【復興の道標・5年の歴史‐3】甲状腺検査の在り方は「受けない意思も尊重」.

＊2　第40回福島県検討委員会資料.
https://www.pref.fukushima.lg.jp/uploaded/attachment/422936.pdf

＊3　第15回甲状腺検査評価部会資料3－2.
https://www.pref.fukushima.lg.jp/uploaded/attachment/389708.pdf

＊4　Midorikawa S Ohtsuru A, Disaster-zone research: make participation voluntary. *Nature* 579(7798):193. Mar. 2020.

＊5　福島県立医科大学放射線医学県民健康管理センター主催国際シンポジウム　よりよい復興〜世界から福島へ、福島から世界へ〜報告書 70-73.

＊6　大津留晶、緑川早苗　『みちしるべ ―福島県「甲状腺検査」の疑問と不安に応えるために―』POFF出版, 2020.

＊7　Yabroff KR, *et al.* Cancer Survivorship. *N Engl J Med* 380;14, 2019.

＊8　Midorikawa S, *et al.* Psychosocial Issues Related to Thyroid Examination After a Radiation Disaster. *Asia Pac J Pub Health* 29:63S-73S 2017.

第2節　「見守り」のはずが、かえって不安を拡大 !?

　甲状腺検査の目的は放射線被ばくの健康被害を心配される方に対しての、健康の「見守り」でした。そうであるならば、不安に対して行った見守りや支援により、理解や納得に基づいて、安心や自信、幸福がもたらされることが大前提のはずです。検査に関わるスタッフの多くもそのために、毎日この検査に取

り組んでいたはずですし、対象者やその家族の方々も、検査を受けて安心したいという気持ちで検査を受けられました。

　しかし検査の結果によってもたらされたのは、必ずしも安心ではありませんでした。この節では甲状腺検査を行った結果、福島ではどのようなことが起こったのかについて説明したいと思います。

１．検査結果は説明されなかった

　各学校や公共施設などの検査会場で行われた甲状腺検査の結果、つまり超音波検査の画像（写真）と検査担当者が記載したレポートは福島医大に集められます。そして複数の甲状腺に関連する専門医が画像とレポートをチェックして（判定委員会と呼ばれています）、確定された結果を図4-3に示すように分類判定し、判定結果は文書で個人にあてて郵送されます。*1

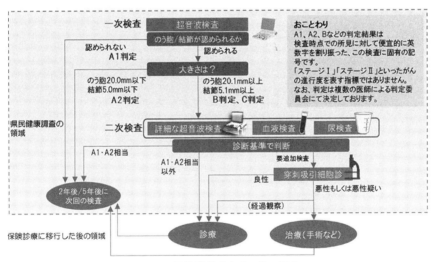

図 4-3　甲状腺検査とその後の流れ

　検査開始後の数年間は、検査の会場で、検査担当者が結果を説明することは認められていませんでした。日常の診療であれば医師は超音波検査を行えば、その場で検査結果を説明します。しかし、検査を短時間に多くの人に行わなけ

ればならなかったことや、結果を説明することが困難な職種の方も検査には携わっていたために、説明は行わないことが取り決めとしてありました。

　何かの検査を受けて何にも説明がなければ、不安に感じる人が大半だと思います。検査を受けた人とその家族の方たちは、どんなに不安な気持ちのままに帰ったことでしょう。検査の結果を聞かれても「後で郵送で届きますからね」としか言えないことに耐えられず、あまりに心配そうな方には「大丈夫ですよ」と言ってしまうこともしばしばでした。でもそれは筆者らが医師だったからできたことであり、結果を伝えることが許されていない臨床検査技師たちは、「結果はどうなんですか？　大丈夫なんですか？」と聞かれたとき、もっと辛い思いをしたと思います。特に初期の頃の検査では、検査を受けて不安な気持ちのまま家に帰った人がほとんどだったと思います。

　そして数か月後（初期には検査結果の郵送が遅れ、半年後などということもありました）に検査結果が郵送で届くわけですが、その結果を見て、さらに多くの人は新たな不安を持つことになりました。

２．"A2"の判定が不安を拡大させた

　検査結果は図4-3のように A1、A2、B、C の判定に分類されて通知されます。この判定は病院や検診などで一般的に使用されているものではありません。この甲状腺検査のために特別に作られたものです。「あなたの検査結果は小さなのう胞が認められました。A2 です。問題ありません」というような内容で検査の結果が郵送されてきますが、そもそも受診者やその家族の方々は甲状腺に認められるのう胞とは何か、結節とは何か、がんとどう違うのか、などについて知りませんでした。

　簡単な説明は入っているのですが、それを読んで理解するよりも先に、「のう胞があります→何かあった。放射線のせいなのでは？」というように、A1 の結果以外の人は検査結果に対し非常に不安になりました。検査会場で簡単な説明があれば、どれだけ安心だったでしょう。

　のう胞は約半分の方に認められる所見でしたので、1巡目の検査では受診された 30 万人強の人の約半分の 15 万人の方が A2 判定であり、何らかの所見が「あった」という結果を受け取ることになりました。のう胞はそのほとんどが

病的意義の全くないものです。つまり病気ではありません。しかしA2の結果を受け取った方は、「のう胞とは何か？」「放置しておいていいのか？」「がんに変わるのではないか？」「放射線のせいでできたのではないか？」と多くの方が検査の結果に不安を持ちました。福島医大に設置されたコールセンターに、連日、問い合わせの電話が殺到しました。甲状腺検査は、説明が不十分だったことから、多くの人にかえって不安を抱かせる結果を招いたのです。

　この検査の結果によってもたらされた不安は、保護者の、特に母親の自責感につながりました。事故直後の自分の取った行動と甲状腺検査の結果を結び付けて考えたのです。例えば自主避難しなかったからのう胞ができたのではないか、福島の食べ物を食べさせたからではないか、外で遊ばせたから⋯⋯など。そして不安の強い人の中には、甲状腺検査の結果を受けて福島から自主避難をした方もおられます。

　そもそも、第3章で書かれているように、甲状腺検査で行っている超音波検査は、甲状腺の中に結節性病変（しこりやのう胞）などができているかどうか見ているだけであり、受診者本人の放射線被ばくとの関係は全く分かりません。また、この検査が甲状腺の被ばく線量を測定しているという誤解も多くありましたが、個人の検査の結果と被ばくとの関係は、何度検査を受けても分かるものではないのです。けれども検査結果は放射線被ばくと結びつき、それが自責感につながりました。自責感は放射線被ばくによるスティグマ（烙印あるいは偏見）やセルフスティグマ（自分自身に対する偏見）につながることが指摘されています。^{＊2}

　このA2問題は、福島における社会問題（A2問題）化していきました。例えば新聞の紙面1枚に大きく「A2問題本当に大丈夫？」という見出しで甲状腺検査の結果に対する不安や不信が書かれたり、検査の結果を情報開示請求してエコー写真を取り寄せる人が増えたりしました。のう胞は問題ありませんという福島医大からの説明では、納得も安心もしてもらえない状況になってしまいました。そこで行われたのが「3県調査」と呼ばれている環境省の事業です。

　青森県、山梨県、長崎県の同世代の子どもに福島と同様の検査を行い、のう胞がどの程度存在するのかが調べられました。その結果、福島の検査結果と同様に、多くの子どもたちに「のう胞あり」という所見が認められたのです。^{＊3}

3．結節が見つかったら何が起こったか

　検査結果が A2 の人たちも不安になったのですから、「結節があります。B 判定です。別途 2 次検査（精密検査）のお知らせが届きます」の結果は、B 判定だった方々を強く不安にさせました。1 巡目の検査だけでも 2000 名以上が B 判定で、精査に来るように連絡を受けました。25 歳の検診では受診者の 4 〜 5％の方が B 判定となっています。もともと甲状腺には良性のしこりはできやすいので、B 判定であった方の 90％以上は全く心配のいらない、精密検査も治療も本来必要のないものでした。しかし、2 次検査までの数か月の時間を、がんにかかったかもしれない、放射線のせいかもしれないという気持ちで過ごすことは、強い精神的負担を強いられることだと思います。

　がんスクリーニングの観点からは、B 判定だったかたのほとんどの方は、がんではなかったわけですから、「偽陽性」と呼ばれるスクリーニングの不利益です。よりよいスクリーニングにするためには偽陽性をできるだけ少なくする必要があります。

　2 次検査の結果、特に治療が必要のない良性の結節（偽陽性）であることがわかると、多くの人はとりあえず一安心します。しかし、見つかってしまった結節を、そのままにしていいのかという不安は残ります。経過観察を希望する人もたくさんおられます。診療の中で経過観察をしている人とお話して感じることは、経過観察しなくて本当に大丈夫なのか、いつまで経過観察すればいいのか、がんではなかったとしても放射線のせいではないのか、という不安と長い間向き合うことを強いられることです。経過観察をしなくなった人でも、例えば風邪をひいて首のリンパ節が腫大したりした時に、以前指摘された甲状腺の結節が原因なのかと心配になったりすることもあるようです。検査を受けなければ一生気付かずにいたかもしれない、治療の必要のない結節があることを指摘されたために、様々な影響が生じるのです。

　またこの甲状腺結節は年齢とともにそれを有している人が増加することが分かっています。成人では 10 〜 20％の人が甲状腺に結節（福島の検査を受ければ B 判定）を認めます[*4]。つまり偽陽性者が増えていくのです。25 歳時検査の結果を見ると、B 判定率が上昇していること（偽陽性が増えていること）は第 35 回

県民健康調査検討委員会で専門家からの指摘がありましたが、福島医大の検査^{*5}責任者からは改善策の回答はありませんでした。

４．甲状腺検査の結果の公表がもたらした影響

　甲状腺検査の結果は３か月に一度、福島県県民健康調査検討委員会で報告されます。検討委員会への報告をメディアが報道することによって、住民は甲状腺検査全体の結果を知ることになります。最初にがんの発見が報告されて以降、検討委員会のたびごとに、「甲状腺がん○○人」という新聞やテレビの見出しが躍ります。多くの人は「やはり福島でも放射線の影響が出たのだ」と感じたのではないでしょうか。

　個人に対する見守りの検査が目的であるならば、その診断の結果は個人的なものです。しかし甲状腺検査の調査の側面からは、全体の結果が公的に発表されることになります。もちろん、総括的に１巡目の検査の結果も、２巡目の検査の結果も「放射線の影響は考えにくい」とされているわけですが、そのような見解が出されるのは「甲状腺がんが何人」という結果よりも、ずっと後になってからです。福島の放射線被ばくはチェルノブイリ原発事故と比べて非常に低く、放射線の健康影響はないだろうと納得していた方でも、甲状腺検査の結果を見聞きすることで、その考えが揺らいでしまうこともあるでしょう。

　そして放射線被ばくに対する甲状腺がんのリスクに対して、そのリスクを実際のリスクより大きく見積もるようになる（リスク認知が高くなる）ということが起こります。見守りが目的であるはずの甲状腺検査の結果によって、かえって不安が高まるという現象が生じたのです。

　そればかりではありません。福島以外に生活されていたり、福島の原発事故のことにあまり興味のない方でも、福島では放射線の影響で甲状腺がんが増えていると思っている方は多いのではないでしょうか。甲状腺検査を行うことによって、「福島では放射線の影響で甲状腺がんが増えている」と日本の社会全体に、あるいは世界の人々に誤解されるような状況が生まれているのです。

5．検査の結果の説明による安心と誤解

　初期には検査結果が説明されなかったので混乱がありましたが、最近では学校検査以外の一般会場や提携医療機関においては、その場で暫定的な検査の結果を説明しているので、検査が安心につながっているとの見解が検査実施側からよく出されます。実際、検査が安心につながることが甲状腺検査のメリットであると、最近改訂された甲状腺検査の説明文にも記載されています。本当にそうでしょうか。考えてみたいと思います。

　初期の頃は検査をする人が足りないという物理的な問題と、その当時の責任者の方針もあり、甲状腺検査の結果の説明は、その場で対面では行わないという取り決めがありました。これでは受診者の不安が高まるばかりなので、筆者らは検査の説明をする仕組みを作りました。甲状腺検査を公共施設で受けた場合、画像を見せながらその結果を本人とその家族に医師が説明するもので、説明ブースという名前で運営しました。これは 2014 年 10 月から試行的に、2015 年 4 月から本格運用となり、おそらく現在も継続していると思います。学校検査でも説明ブースを作ることを提案しましたが実現しませんでした。

　説明ブースは、受診者にその日の自分の検査の超音波画像を見ていただきながら説明できるので、のう胞とはどのようなものか、結節とはどのようなものか、結果は心配いらないものであることなどが説明できます。また、結節があった場合でも、心配する必要のないものであれば、2 次検査までの不安を取り除くような説明が可能です。説明ブースを開始して多くの対象者の方から、以前の検査と違い不安が解消されたと言っていただきました。「小さなのう胞があ[*6]るけど、病的なものではなく放置してよいものですよ。問題ありません。大丈夫ですよ」と説明すれば、多くの人は本当に安心して笑顔で検査会場を後にします。「質問はありませんか」と聞いても、「特にありません」と言う方がほとんどです。

　この説明を繰り返す間に、気付いたことがあります。それは多くの人はこの説明ブースでの「大丈夫」の説明と「放射線の影響はなかった」がイコールになっているということです。甲状腺検査は甲状腺に結節性病変がないかどうかを見ているだけであり、被ばくについては全く調べていません。集団の長期の

疫学的な解析で影響を調べることができる可能性はありますが、個人個人への影響は分かりません。そもそも、甲状腺検査は一人ひとりの甲状腺に放射線の影響がなかったと説明できる検査ではないことを、対象者やその家族は知らないで受けているということです。

「知らなくても、当日の検査結果が大丈夫だと分かって、安心したのならそれでいいのではないか」と言う人は一般の方にも医療者にもたくさんいます。しかしこのように誤解したままの安心は、何か新たな所見があった時、結節が見つかってB判定になった時、あるいはがんと診断されたときに、「被ばくによる影響が出てしまった」と強く傷つくことと表裏一体です。そして何らかの所見やB判定の結節や甲状腺がんは、決してまれではないし、他人事でもなく、受診者が次に検査を受ける時に、当事者になる可能性があります。

このことに気付いた時、筆者らは子どもたちをだましているのではないかと感じ、説明するときに喜んでいただいたり安心していただいたりするほど、逆に苦しく感じるようになっていきました。もちろん検査を受ける人に対して当日の結果の説明は必須です。しかし、本当に説明しなければならないことは、ほかにももっとたくさんあります。それは福島の被ばく線量が甲状腺がんを引き起こすほどに多くないこと、甲状腺検査には過剰診断という大きな不利益があるということ、検査は義務でないこと、そして検査を受けても健康に役に立つものでもないということです。

心配して検査に来た人に、被ばくの恐怖を背景とした偽りの安心を振りまくのではなく、個人がしっかり自分で本質を認識することにより結果として安心につながる対応ができること、それが本当の見守りではないでしょうか。

参考文献

＊1　福島県立医科大学ホームページ　県民健康調査　甲状腺検査.
https://fukushima-mimamori.jp/thyroid-examination/outline.html

＊2　Midorikawa S, *et al.* After Fukushima: addressing anxiety. *Science* 352:666-667, 2016.

＊3　Hayashida N, *et al.* Thyroid ultrasound findings in a follow-up survey of children from three Japanese prefectures: Aomori, Yamanashi, and Nagasaki. *Sci Rep* 12(5):9046, 2015.

＊4 志村浩己ら「甲状腺腫瘍の疫学（日本人におる偶発腫瘍発見率、罹患率、risk factor、予後）」**内分泌・糖尿病科** 29:179-185, 2009.

＊5 第35回県民健康調査検討委員会議事録
https://www.pref.fukushima.lg.jp/uploaded/attachment/344571.pdf

＊6 Midorikawa S, *et al.* Psychosocial Issues Related to Thyroid Examination After a Radiation Disaster. *Asia Pac J Public Health* 29:63S-73S 2017.

第3節　甲状腺がんと診断されてしまうと どんなことが起こるのか

　ここでは、もしあなたががんスクリーニングとは知らずに何気なく原発事故後に甲状腺検査を受けて、おそらく過剰診断と思われる甲状腺がんと診断されてしまった時、そしてそれが子どもや若い人であったとした場合、それがどういうことかその人や家族の立場に立って考えてもらいたいと思います。

1.　子どもや若い人では経過観察は難しい

　甲状腺乳頭がんは、予後が非常に良好であることから、特に日本において1990年代から、小さいがん（微小がんと定義される10mm以下の甲状腺乳頭がん）に対して積極的監視（active surveillance）と呼ばれる経過観察が、治療の一つの選択肢として行われています。細胞診で甲状腺がんあるいは甲状腺がんの疑いとなっても、手術をせずに経過を見るというものです。この方法を積極的に行ってきた日本の複数の病院から、「経過観察しても大きくならないものがほとんどである」ことや「経過観察の方がすぐに手術するよりも予後がいい」ことが報告されています[1,2]。このため active surveillance は諸外国でも注目されて取り入れられるようになってきました。

　福島の甲状腺検査についても、過剰診断がたとえ起こったとしても、手術せずに経過観察すれば問題は大きくならないのではないかという意見や、経過観察という方法があるのだから過剰診断と過剰治療は別の問題であるという意見

を耳にすることがあります。しかし、がんと診断されて、その人個人ではそれが過剰診断かどうかを証明する方法がないのであれば、あるいは「あなたのがんは一生進行しません」という保証がされないのであれば、手術と経過観察を天秤にかけて、経過観察を選ぶことは年齢が若ければ若いほど簡単なことではありません。

そしてそのような証明や保証は、現在の医学のレベルでは困難です。病気がそこにあると気付いてしまえば、そしてそれががんならばなおさらなこと、実はそれをそのままにしておくことはよくないと感じる若い方が多いのです。実際、福島の検査で甲状腺がんと診断された子どもや若者の大半が手術を選択しています。

がんと診断された後の治療方法の選択について、医学部学生と小グループで議論を行いました。そこでは5〜10人の医学部5〜6年生に以下のようなシナリオを提示しました。

「あなたは福島県の甲状腺検査の対象者で、今回検査を受診し、甲状腺がんと診断されました。甲状腺がんは微小がんであり、経過観察も可能なものです。あなたたちの全員が甲状腺がんと診断されましたが、その中で一人だけ（誰かは分かりませんが）、将来（それは5年後なのか30年後なのか50年後なのか分かりませんが）症状が出て手術が必要になると仮定します。それ以外の方はそのまま手術しなくても、症状を一生出さない過剰診断と考えられる甲状腺がんです。あなたは手術を受けますか。それとも経過観察を希望しますか」

このシナリオ学習で、約半数の医学生はすぐに手術を受けることを選択します。その理由は症状が出るがんの可能性がゼロでないなら、早期に治療する方がいいというものが多数でした。経過観察して「手遅れ」になったら困るからという人もいました。医学生ですでに甲状腺がんの予後や過剰診断についてある程度学習しているにも関わらず、です。一方で経過観察を選択した人の理由は、手術にもリスクがあることや、一生必要がない可能性の方が高いなら今手術をしなくてもいいと考えるというものでした。一般の方であれば、医学生よりもさらに手術を選択する人が多くなると思います。

私たちの意思決定に影響する要因の中に、いつでも常に「早期治療の方が予後が良くなる」や「手遅れになったら命が危ない」という思い込みがあり、それが手術を選択することにつながるのでしょう。検査や治療などを「介入」と

呼ぶことがありますが、この介入について患者（あるいは対象者）も医療者も、メリットを過大評価しデメリットを過小評価しがちであるという研究論文が出されています。[*3.4]このことも手術という介入が、経過観察よりもより選ばれる理由の一つでしょう。このシナリオ学習で、自分のこととして手術か経過観察かの選択がいかに難しい選択かということを経験して、医学生たちは、過剰診断の害の真の大きさに気づき、近い将来自分が行うであろう「がんと診断すること」の重大性を認識します。

　話が少し横道に逸れますが、このシナリオ学習の中で、「手術も経過観察も選ばない」と答えた学生が、数百人中２人いました。どうするのかを問うと、「検査を受けたことをなかったことにする」と言うのです。検診を受けなかったことにする、がんと診断されたことをなかったことにすると。検診がなければ診断されることがなかった甲状腺がんであるならば、そうするのが一番マイナスが少ないと考えたのだと思います。実際に、気持ちをそういうふうにリセットをできる人はまれだと思います。スクリーニングは過剰診断の可能性があることが予備知識として少しあったとしても、がんと診断されてしまえば、手術にしろ、経過観察にしろ、不利益が多いということを象徴するようなエピソードだと思いました。

２．放射線事故後では過剰診断の不利益が増強される

　過剰診断の不利益が放射線事故後という特殊な状況では、より深刻になることを説明したいと思います。放射線事故後には検診で発見された場合に限らず、病気になった時にはその原因と放射線被ばくを結び付けて考えがちです。今回の甲状腺検査のように放射線被ばくの影響が心配なので、という理由で開始された検診で病気、とりわけがんが発見された場合には、当然ですが甲状腺がんと診断された理由を放射線被ばくと結びつけて考えてしまいます。それが過剰診断・過剰治療であっても同様です。放射線被ばくを受けたと思ってしまうことが、心理的不利益や社会的不利益を増強させるのです。

　例えば被ばくしたからがんにかかったという懸念や悩みは、その当時の自分（あるいは自分の子ども）の行動を後悔させることにつながりますし、自分の体が放射線でけがされてしまったように感じる人もいるでしょう。科学的事実は

なくても放射線被ばくによるがんは悪性度が高いと誤解して悩むこともあるかもしれません。

　本来、あってはならないことですが、福島の甲状腺がんを特別ながんとしてとらえ社会的差別が生じることもないとは言えないように思います。

3．放射線のせいでがんになった、と考えてしまう

　福島の甲状腺検査は原発事故後に健康の見守りとして開始されました。途中で放射線の健康影響を調べる目的も加わっています。この検査で甲状腺がんと診断された人たちやその家族は、なぜ私が？（うちの子が？）と、本当に悩まれると思います。そもそもがんなどの病気は原因が一つではなく、いくつもの要因が重なって発症します。しかし私たちは病気になると、その原因は何かと思い悩みますし、それは一つであると考えがちです。そしてこの検査でがんと診断される人は、どうしてもその原因として放射線被ばくを疑ってしまいます。子どもや若い人ですので、生活習慣などの影響がでるのに長い時間を要するものを想定しにくいため、余計に放射線被ばくを疑うでしょう。チェルノブイリの経験もしかりです。

　しかし甲状腺検査は甲状腺がんを診断するための検査であり、放射線被ばくの影響かどうかということは、検査を受けても分かりません。個別にはそのがんが放射線のせいかどうかを判断できる検査はありません。甲状腺がんと放射線被ばくの因果を明らかにすることは、個人のレベルでは無理なのです。線量が低いこと、福島県内どの地域でも同様に甲状腺がんが発見されていることなど、間接的な理由で、放射線被ばくとは関連しないことを納得できる人もいるでしょう。甲状腺がんの特徴をよく理解し、検査を受けたことによって見つかっただけであることを理解することで納得できる場合もあるでしょう。けれども、どうしても納得できない人もいらっしゃいますし、「放射線被ばくが原因でなければ、何か？」とさらに悩むこともあり得ます。

　原発事故後の甲状腺検査で診断されたということが、放射線との因果関係について当事者を悩ませることになることを、そして、それは簡単には解決しないことを、検査をする側がもっと真剣に考えるべきですし、対象者には、検査を受けるかどうかを決める前に知っていただかなければならないことだと思い

ます。さらに、この検査で診断された甲状腺がんの多くが過剰診断であるとすれば（筆者らはそうであると考えています）、放射線被ばくとの因果関係に関するこれらの現実を知らずに検査を受け、がんと診断された人の受ける不利益はあまりに大きいと言わざるを得ません。

４．患者は自分が受けた診断・治療が正しいものであったと信じたい

　がんスクリーニングで過剰診断が起こると、第２章で説明されたように、ポピュラリティーパラドックスという厄介な現象が起こります。甲状腺検査を受け、甲状腺がんと診断された人たちは、その診断を過剰診断とは考えにくく、早期診断（＋早期治療）を受けられてよかったと考えがちであり、そしてそのことが検査を受けることは良いことである、という認識に向かわせるのです。この現象はどんなスクリーニングでも起こり得る、自然な現象です。

　自分ががんにかかった時のことを想像してみても、早く見つかってよかったと思うことで自分を納得させるのは、ごく当たり前だと思います。意味のない選択をしてしまったと考えることでさらに傷つくことを避けたいとする、こころの予防線かもしれません。過剰診断はスクリーニングでは多かれ少なかれ必ず生じるものであり、特に甲状腺がんでは高頻度に起こってしまいます。甲状腺がんの過剰診断は検査を受ければ誰にでも起こってくる現象です。過剰診断であったとしても、決して傷つく必要はないのです。

　一方で、自分がした医療行為が過剰診断だったのかもしれない、患者にかえって害を与えたのかもしれない、という懸念を持っている医療者にとって、ポピュラリティーパラドックスで患者が診断や治療を受けたことが正しかったのだと思ってくれるのは、都合のいいこととみなしてしまうことがあるかもしれません。しかし、甲状腺がんのスクリーニングのように過剰診断が生じやすい状況で、一人ひとりの患者さんに「早期発見でよかった」と思わせるような説明をもししているとしたら、それは医療倫理上あってはならないことではないでしょうか。それは手術をしなければ命にかかわったかもしれない、今後も命の危険があるかもしれないがんであったと言うことを暗に示すことにつながりかねず、がん患者として生きる負担をより患者に強いるからです。

　福島県は、2019 年から新しく使用している検査のメリット・デメリットの

説明文書でも、過剰診断という言葉を出していません。デメリットとして「将来的に症状やがんによる死亡を引き起こさないがんを診断し、治療してしまう可能性があります」*5 としています。そして、そのデメリットに対し、「○○○によって、治療の必要性が低い病変ができるだけ診断されないよう対策を講じています」と記載しています。この説明を読んでも過剰診断をよく理解することはできませんし、デメリットが起こらないように対策をとっているのだから大丈夫と捉えられてしまうのではないでしょうか。

検査を受ける人の中から、一定の割合でがんと診断される人が出てきます。年齢が上がればその確率は高くなっていきます。そして過剰診断の可能性が極めて高くなることが、様々な研究から明らかになっています。このような状況で、過剰診断のデメリットの方が大きく、後述するように世界的には勧められない検査であるという認識に変わってきたことを対象者にきちんと説明しないのは、自分たちが行っている検査をポピュラリティーパラドックスという現象を利用して正当化することにほかなりません。

医療側が過剰診断とその及ぼす現象を正しく理解し、現状の検査を見直し、日常の医療や健康相談に活かすようになることが、このパラドックスの影響から患者さんを守る第一歩だと思います。

5．甲状腺がんの患者の増加がさらなる被害をもたらす

検診でたくさんのがんが発見されるようになると、その病気に対する社会の認知度が上がります。例えば「増えている乳がん」という情報を目にしたら、乳がんに対する社会の注目度が増加し、乳がんにかかっているのではないか、乳がんにかかるのではないか、と思う人が増えます。そして症状はなくても乳がんの検診を受けてみようという受診行動が起こります。受診に関する意思決定に変化がもたらされるのです。もちろん、これは過剰診断でなくても生じる現象であり、時にはそのような情報によりがん検診の受診率が上がって、受診勧奨の手段としては規範に反していても、結果としてメリットが上まわる（そのがんの死亡率が下がる）こともあり得ます。

しかし、甲状腺検査のように過剰診断が多く生じる状況でこの現象が利用されると、病気の認知度が上昇して、検査の受診者が増え、さらに過剰診断が増

加するという悪循環に陥ります。そして過剰診断の不利益を受ける人がますます増加することにつながりますが、がんの死亡率は下がりません。これでは個人も社会も健康にはなり得ません。

　福島では甲状腺がんがたくさん発見されているという報道を見て、放射線被ばくとは全く別の観点から、甲状腺がんは若い人にもたくさん起こる病気だと認識した人が甲状腺超音波検査を受けて、過剰診断かもしれない甲状腺がんと診断されるという状況が生じてしまうのです。第3章に書かれているように、実際に福島県内や近隣県では甲状腺超音波検査の実施数が震災後に急増しており、いま福島の甲状腺検査以外でも過剰診断の拡大が懸念されます。

参考文献

＊1　Oda H, *et al.* Incidences of unfavorable events in the management of low-risk papillary microcarcinoma of the thyroid by active surveillance versus immediate surgery. *Thyroid* 26:150–155, 2016.

＊2　Sugitani I, *et al.* Three distinctly different kinds of papillary thyroid microcarcinoma should be recognized: our treatment strategies and outcomes. *World J Surg* 34:1222–1231, 2010.

＊3　Hoffmann TC Del Mar C, Patients' expectations of the benefits and harms of treatments, screening, and tests: a systematic review. *JAMA Intern Med* 175:274-286, 2015.

＊4　Hoffmann TC Del Mar C, Clinicians' expectations of the benefits and harms of treatments, screening, and tests: A systematic review. *JAMA Intern Med* 177:407-419, 2017.

＊5　福島県立医科大学放射線医学県民健康管理センターホームページ　検査のメリット・デメリット.
https://fukushima-mimamori.jp/thyroid-examination/merit-demerit.html

第4節　海外の専門家たちは
甲状腺がんの過剰診断問題をどう考えているか

1. 過剰診断は最近急速に広まった新しい話

PubMed という医療系学術論文の検索ツールを用いると、2000 年前後から甲状腺がんの過剰診断をテーマとした論文が散見されるようになります（図5-4）。2010 年にはこの本でも紹介されている Welch 博士が「がんの過剰診断」というタイトルで過剰診断に警鐘をならしています[*1]。第 2 章の図 2-3 のもとになった図が提唱された論文です。この論文の中で、過剰診断が起こりやすいがんとして前立腺がんや乳がんも例に挙がっていますが、中でも甲状腺がんは過剰診断が極めて生じやすいがんとして紹介されています。

　この論文が出版された年の約 10 年前の韓国では、甲状腺がんのスクリーニングに助成が開始され、集団的なスクリーニングが行われている状況となりました。そのため、第 1 章でも紹介されている通り、甲状腺がんの死亡率は変わらなかったにもかかわらず、罹患率が 2011 年には全体で 15 倍になり、そのほとんどが過剰診断と考えられたわけです[*2]。もちろん韓国でスクリーニングが始まった時期にこの事態を予測できる専門家は少なかったと思います。2010 年の Welch 博士の論文が注目されたことと、韓国の甲状腺がんの罹患率の急増から、韓国の疫学の専門家が 2014 年に韓国の甲状腺がん罹患率の増加を過剰診断としてニューイングランドジャーナルオブメディシン（NEJM）という権威ある雑誌に報告しました[*2]。これが契機となり世界的に甲状腺がんの過剰診断の問題が急速に議論されるようになってきています。それを反映して甲状腺がんの過剰診断の論文数が増加しています。

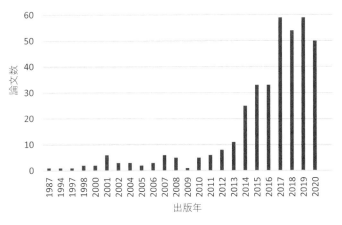

図 5-4　甲状腺がんの過剰診断に関する論文数の変化

そして、福島の甲状腺検査は 2011 年秋に開始されました。甲状腺がんの過剰診断が世界的に議論されるようになってきた時期に、1 巡目、2 巡目の検査で多くの甲状腺がんが発見され、検診を行っていない状況と比較すると、数十倍多い甲状腺がんが診断されました。[*3,4]

2．米国予防医学専門委員会からの推奨

　このような世界的な状況を背景にアメリカの予防医学専門委員会が甲状腺がんに対する超音波を用いた検診について、そのメリットとデメリットを検討し、症状のない大人に対して、「推奨グレード D：Do not screen for thyroid cancer」という勧告を出しました。[*5] これは症状のない大人に、甲状腺がんを診断するために超音波検査を行ってはならないという意味です。その理由は、症状のない甲状腺がんを診断することにメリットが少なく、デメリットがデメリットを上回っているからです。そしてその主たるものは、過剰診断とそれを経験することのデメリットとされています。

　この論文には、子どもや甲状腺がんのリスクが高い人は適応から除くということが記載されています。その理由はいずれも、推奨を適応するかどうかを判断するための学術論文が現時点では不足しているからです。決してこれらの除外された人たちでは、スクリーニングが勧められると記載されているわけではありません。

　そもそも過剰診断の不利益が理由で大人には勧められない検査を子どもや若い人に適応したら、子どもや若い人は残された人生がより長いので、過剰診断の不利益はより大きくなるから、よけいに推奨されないと判断するのが自然です。実際にごく最近、子どもや思春期でも世界的に甲状腺がんが過剰診断される傾向があることが報告され、この米国予防医学専門委員会の推奨を子どもや思春期の人にも適応すべきであると記載されました。[*6]

　また国内では、遺伝的な背景や放射線被ばくがある人もこの推奨から外れると記載されているため、福島の甲状腺検査は行ってもいいと解釈している専門家がおられます。論文を詳しく読むと分かることですが、米国予防医学専門委員会が検討した「放射線被ばくがある場合」は、原爆被爆者やチェルノブイリ原発事故などのように被ばく線量が極端に多く、甲状腺がんが実際に増えてい

る状況のことです。

　福島の被ばく量は甲状腺がんの発症が増えるほど多くはなかったことが分かっているのですから、被ばくを理由にこの推奨が適応にならないと判断するのは誤った理解です。さらに 2020 年には被ばくも含め甲状腺がんのリスクが高い人への甲状腺超音波によるがん検診も、推奨されないという論文が出されています。[*7]

3．原発事故後の甲状腺がんスクリーニングに対する推奨

　このように世界の状況は、甲状腺がんの超音波を用いた検診は過剰診断が高率に生じるから、行わないようにしましょうという一定の見解が出ています。では原発事故という放射性ヨウ素による被ばくが起こりえる状況について、どのような推奨が出されているでしょうか。現時点ですでに、大きく 2 つの推奨が出されています。

　まず 1 つ目は、2017 年に「勧告」として出された、SHAMISEN（Nuclear Emergency Situation-Improvement of Medical and Health Surveillance を逆読み）というヨーロッパの研究グループによるものです。[*8] この SHAMISEN という呼び方はもちろん日本の三味線に由来しています。主にチェルノブイリと福島の原発事故後に出された多くの論文等を検討し、次に原発事故が起こった時にすべきことすべきではないことが、そこに暮らす住民のためにという視点で記載されているものです。その 25 番目の勧告には「原発事故後においても系統的な甲状腺がんスクリーニング（集団検診）は推奨しない」と記載されています。つまり悉皆的に行う集団に対する甲状腺超音波スクリーニングは行うべきではないということです。

　そして、甲状腺がんを強く心配する人に対しては、放射線被ばくの状況など個人の状態をよく把握した上で、十分なコミュニケーションを取りながら、検査ができる状況を作っておくことが勧められています。この際の検査はすぐに超音波を当てるのではなく、問診と触診などによって必要と判断された人のみに限定することも記載されています。

　2020 年にこの勧告を作成した根拠となる論文をまとめた論文が出版されました。[*9] そこにはこの勧告が出された根拠が示されています。なぜ原発事故で

あっても超音波を用いた甲状腺がん検診が勧められないのか、その理由は過剰診断が非常に多く生じるため不利益を被る人が多く、さらに原発事故後では不利益が大きくなりやすいためです。

2つ目は2018年10月に世界保健機構（WHO）のがんの予防を促進する機関であるIARC（国際がん研究機関、International Agency for Research on Cancer）から出された勧告です。^{＊10}

表4-2　IARCの勧告

勧告1	原子力事故後に甲状腺集団スクリーニングを実施することは推奨しない。
勧告2	原子力事故後、よりリスクの高い個人に対して長期の甲状腺健康モニタリングプログラムの提供を検討するよう提言する。

※ よりリスクの高い個人とは「胎児期または小児期または思春期に100～500mGy以上の甲状腺線量を被ばくした者」

表4-2に示したように、勧告1には、原発事故後であっても、集団的な甲状腺がんスクリーニングは行っていけないと記載されています。勧告2には、100～500mGy以上の被ばくがあった場合には、その個人に対してモニタリングプログラムの提供を検討しましょうとされています。つまり、ある一定以上の被ばくを受けた方は、甲状腺がんのリスクが生じるわけですが、その人たちに何のケアもしないと言っているわけではなく、超音波スクリーニングファーストのがん検診ではなく、十分なコミュニケーションに基づく健康相談を行いながら、個人の健康の見守りを行っていくというものだと思います。

この勧告の背景は超音波検査を用いた甲状腺がんスクリーニングに、受診者のメリットが少なく、特に過剰診断というデメリットが大きいこと、そしてそれは放射線事故後という特別な状況でも変わらないことが確認されたからにほかなりません。

SHAMISENとIARC、この二つの原発事故後の甲状腺がんスクリーニングに関する勧告の意味するところは、原発事故後という状況であっても、超音波を用いて甲状腺がんの集団スクリーニングを行ってはいけないということであり、福島が例外になる理由は全くありません。これらの勧告を尊重するのであれば、福島の甲状腺検査はいったん休止して、今まで行った検査の結果を幅広く評価検討すると同時に、もし検査を継続するならば、可能なやり方とその妥

当性を示す必要があります。

4．スクリーニングとモニタリングの違い

　IARC の勧告では、高線量の被ばくを受けた個人に対してモニタリングプログラムの提供を検討することが推奨されています。このモニタリングプログラムと推奨されていないスクリーニングの違いは何でしょうか。それぞれの特徴についてはIARC の勧告の報告書の中に説明されています[*11]（表4-3）。

表 4-3　スクリーニングとモニタリングの違い

特徴	スクリーニングプログラム	モニタリングプログラム
目的	無症状の人の疾患の早期発見	スクリーニングプログラムと同じ
目標	公衆衛生上の利益が不利益を上回る条件で、死亡率を抑え、できれば、罹患率を抑える。	よりリスクの高い個人が、十分な説明を基に、自分にとって利益が不利益を上回るか自分で判断し、決定できるようにする。
受診者募集方法	積極的な募集	消極的な募集
受診者募集の目的	スクリーニングプログラムの有効性確保のために、高い受診率を達成すること	家族と臨床医の間で共有される意思決定
受診者	質の高い科学的根拠に基づいて定義される対象集団	共有型意思決定プロセスを経て、受診を希望する人
プロセス	治療と結びつけた呼び出しの仕組みをもつスクリーニング手順	スクリーニングプログラムと同じ
有効性の根拠	乳がん、子宮頸がん、大腸がんについては確立されている	なし

　2021 年に福島県で甲状腺検査に関係する主要な専門家たちが集まって開催された国際シンポジウムで、福島の甲状腺検査はIARC 勧告のモニタリングにあたるという説明がなされました。福島で放射線被ばく量が100 ～ 500mGy以上であることは考えにくい状況ですので、そもそもモニタリングプログラムの提供も推奨されない状況ですが、今行われている甲状腺検査を上の表のそれぞれの特徴と照らし合わせれば、どちらに相当するかは明らかでしょう。事故当時18歳以下の全福島県民に、検査の対象者であることを通知し（積極的な募

集）、学校で検査を行って高い受診率を得ています。検査を行う以前に、より
リスクの高い個人に対する十分な説明や家族や臨床医と共有する意思決定の場
はありません。モニタリングであるとは全く言えないと思います。

　モニタリングであるから福島の甲状腺検査は正当化されるということを主張
することが目的であったのかもしれませんが、このような誤った情報を専門家
が流すことは対象者である住民に対して不誠実ではないでしょうか。

　すなわち、スクリーニングとモニタリングのいずれにしても、その基本条件
である、「利益が不利益を上回る条件」が甲状腺検査では整っていません。そ
して放射線による発がんのハイリスクの方はいないと考えられています。つま
り福島の甲状腺検査は IARC の判断基準に照らした場合、スクリーニングと
してもモニタリングとしても、いずれの条件も満たしていないことになります。

参考文献

* 1 Welch HG Black WC, Overdiagnosis in Cancer. *J Natl Cancer Inst* 102:605-613, 2010.

* 2 Ahn HS, *et al*. Korea's thyroid-cancer "epidemic"—screening and overdiagnosis. *N Engl J Med* 371: 1765-7, 2014.

*3 Katanoda K, *et al*. Quantification of the increase in thyroid cancer prevalence in Fukushima after the nuclear disaster in 2011— a potential overdiagnosis? *Jpn J Clin Oncol* 46: 284-6, 2016.

*4 Ohtsuru A, *et al*. Incidence of Thyroid Cancer Among Children and Young Adults in Fukushima, Japan, Screened With 2 Rounds of Ultrasonography Within 5 Years of the 2011 Fukushima Daiichi Nuclear Power Station Accident. *JAMA Otolaryngol Head Neck Surg* 145:4–11, 2019.

* 5 US Preventive Services Task Force. Screening for thyroid cancer: US Preventive Services Task Force recommendation statement. *JAMA* 317:1882-1887, 2017.

* 6 Vaccarella S, *et al*. Global patterns and trends in incidence and mortality of thyroid cancer in children and adolescents: a population-based study. *Lancet Diabetes Endocrinol* 9:144-152, 2021.

* 7 Li M, *et al*. Global trends in thyroid cancer incidence and the impact of

overdiagnosis. *Lancet Diabetes Endocrinol* 8:468-470, 2020.

＊8　放射線事故への備えと、その影響を受けた人々の健康調査に関する勧告及び施策（2017 年 12 月）SHAMISEN - Nuclear Emergency Situations - Improvement of Medical and Health Surveillance.

http://www.crealradiation.com/index.php/es/shamisen-project

＊9　Clero E, *et al.* Lessons learned from Chernobyl and Fukushima on thyroid cancer screening and recommendations in case of a future nuclear accident. *Environ Int* 146:106230, 2021.

＊10　Togawa K, *et al.* Long-term strategies for thyroid health monitoring after nuclear accidents: recommendations from an Expert Group convened by IARC. *Lancet Oncol* 19: 1280-3, 2018.

＊11　原子力事故後の甲状腺モニタリングに関する提言　国際がん研究機関原子力事故後の甲状腺モニタリングに関する専門家グループ　国際がん研究機関（IARC）テクニカル・レポート第 46 号.

http://www.env.go.jp/chemi/chemi/rhm/Report1_Japanese.pdf

（緑川 早苗・大津留 晶）

第5章

甲状腺検査、巨大事業体制の厚い壁

第1節　検査開始からがんの多発見まで

　福島県県民健康調査の甲状腺検査が実際に開始されたのは 2011 年 10 月で、原発事故からおよそ 7 か月後でした。最初の約 1 か月は福島医大に対象者の方々に来ていただいて、その後は我々検査スタッフが地域に出向いて検査行われました。その後、福島医大に画像判定委員会が設けられ、2 次検査が始まり、検査結果が返却されてその結果を多くの人が心配し、そしてがんが発見され始めました。

　これらの時期、検査に毎日携わり、検査を受ける人たちと直接接してきた福島医大のスタッフの一人として、その時々の状況と気持ちを記録しておきたいと思います。

1．検査が始まった頃の雰囲気

甲状腺検査に関する専門委員会

　「甲状腺検査が始まると思う」という情報を筆者が聞いたのは、2011 年 6 月ごろだったと思います。始まったら手伝ってほしいということを言われ、福島の子どもたちのためにできることがあれば、できるだけ協力しようと考えたと記憶しています。その後、同 9 月に開かれた、福島原発事故後の国際会議後の囲み取材で、当時福島医大におられた山下俊一先生が、「甲状腺検査を行うことが決定された。世界で初の大規模な調査になる」とおっしゃったのを自宅でテレビで拝見し、検査が始まることを強く認識しました。

　甲状腺検査をどのように行うかについては、福島医大の県民健康管理セン

ターで開催されていた甲状腺検査に関する専門委員会で話し合われていました。この会議に筆者の以前の上司であった、糖尿病内分泌代謝学講座の教授が参加しており、会議の内容を伺い、時々相談を受けていました。「小さな子どもも検査の対象になるらしいけど、実際に検査を受けることができると思うか」や、「1日に医師一人で何人くらい検査をすることができるか」などを質問されたことを覚えています。この教授は子どもにエビデンスがはっきりしていないスクリーニングを行うことに懐疑的であったようで、甲状腺検査を行うことにあまり賛成ではありませんでした。

　所属していた講座からも、甲状腺検査の実施に協力者を出すことが求められていたようでしたが、講座として検査実施者を積極的に出すという形の協力はできないという結論になりました。内分泌を専門としていた私ともう一人の医師が、ボランティア的に検査に参加するのは構わないということになり、日常の診療や教育以外の時間を調整して検査に出るようになりました。

　原発事故後の住民の、特に母親たちの甲状腺に関する心配は、相当に強いものでした。お子さんを持たれている同僚や知人、自分の子どもの友達のお母さんなどから、「福島の子どもたちの甲状腺は大丈夫なの？」「チェルノブイリと同じようになるの？」と聞かれることが本当に多かった時期でした。

　福島の内分泌の診療に関わる医師として、そのような皆さんの声を聞いていると、検査を手伝わないという選択肢は、筆者にはありませんでした。その結果がどのようなことをもたらすのかを正しく予想できていなかったばかりか、この検査を行うことで、多くの母親たちが安心できる、納得できることにつながるのだと、この時筆者は信じていました。

　一方、共著者がこの専門委員会に参加するようになったのは、2011年の10月半ば頃からでした。原発事故後、放射線と健康に関する相談をこの時点で半年以上受けていましたが、住民の甲状腺がんに関する不安は強く、甲状腺についての何らかの対応はやはり必要だと感じていました。この時すでに検査の大きな方針は決定されていましたが、誰もが具体的にどういう方法で行うのがよいかの確信はなく、細かいことについては手探りではじめたという状況でした。

　共著者は、震災後の約半年で、1000人以上の健康相談を受けました。ホールボディカウンター検査を希望される方はたくさんおられましたが、この時点

で子どもへの甲状腺超音波検査を希望された方は、ほとんどいなかったと記憶しています。一般の方には、最新の超音波装置によるスクリーニングのイメージはこの当時はなかったので、漠然とした不安は強くても、具体的に超音波検査を希望するという人はほとんどいませんでした。

先行検査の実施と２次検査の遅れ

福島医大の計画では、先行検査と呼ばれる１巡目の検査は、2011年の10月から2014年の３月までの２年半で行われることになっていました。対象者は約36万人でしたので、期間内に検査を終えるためには１日に約750人を検査する必要があるとの試算をもとに、甲状腺検査の実施計画が立てられていました。

学校の検査は初期の段階から行われていました。学校で行うことで効率よくこの計画が実施できるという、検査側の都合もあって学校検査が開始されたと筆者は認識しています。特に初期の頃は、検査を担当する医療従事者が非常に不足していました。全国から甲状腺超音波検査に慣れていた医師、臨床検査技師、放射線技師の協力を得ても、また県民健康管理センターに所属する臨床検査技師を増員しても、その日その日の検査担当者を確保するのに、非常に苦労をしていた時期でした。

筆者は共著者が主任教授をしていた放射線健康管理学講座に学内移動し、週に３回、多い時には週に４回検査に出かける毎日を過ごすようになりました。共著者も原子力災害後の多くの保健や医療に関する仕事がありましたが、１〜２週に１回は甲状腺検査に参加し、超音波プローベを直接握っていました。第４章に記載したように、流れ作業のように、とにかくその日に予定されている対象者の検査をひたすら行うことが、検査担当者には求められました。

検査を受ける人たちはとても心配そうでした。多くの人にとって初めて受ける検査であり、検査自体に対する不安もあったと思います。「どんな検査なのか」「痛いのか」「がんが見つかってしまうのか」などの不安を抱えて検査を受けられました。

小さなお子さんを連れて検査を受けに来たお母さんたちは、自分の子どもに検査を受けさせることができるかどうかも心配していました。検査を行うことで何が分かるのかということについては知ることなく、先行検査ではそもそも

放射線の影響が出る時期のものではないということなどは知らずに、放射線の影響でがんができているかどうかを心配したり、この検査でどのくらい被ばくしたかがわかると誤解したまま検査を受けていた方がたくさんいました。

　甲状腺超音波検査の中では甲状腺の大きさなどを計測しますが、その数値を見て「これが被ばく線量ですか」と質問する方も多くいらっしゃいました。当時は、検査担当者には受診者への説明が許されていませんでした。それでも医師は質問を受ければ説明することはありましたが、それで検査が止まってしまうと、待ち時間が長くなったり、その日の予定の検査が終わらなくなってしまうことも懸念されたりで、十分に時間をとって、納得していただくまで説明するということは、現実問題として困難でした。

　検査開始当初は、2次検査が進んでおらず、がんの診断数が少なかったので過剰診断の問題よりも、現場としてはしっかり説明する体制に変えることが最大の課題と考えていました。しかし、当時の検査体制は受診者とその保護者の不安に対応することよりも、検査を滞りなく進捗させることの方が優先されるべきであるという考えが中心であり、受診者本人と保護者が一緒に来る公共施設会場でも、丁寧な説明を実施できる体制をすぐには作れませんでした。

　またこの時期は、原発事故後のリスクコミュニケーションがうまくいっていませんでした。行政の発表や見解、甲状腺検査を含めた県民健康調査についても県民からの信頼が乏しく、県立医大や公共施設などに検査を受けに来た方の中には検査をしている様子をスマートフォンなどで撮影する方もいました。検査担当者が放射線被ばくの影響について詰問されたり、検査体制の不備などを保護者から責められるようなことも時にありました。不安に対応したり、心配いらないことを伝えることすら困難であったり、そのような対応から逃避したいと思うスタッフも出てくることもやむを得ない状況でした。

　このように、検査の結果に関することをその場で医師よりしっかり説明できない当時の状況が、保護者との板挟みとなる現場スタッフのストレスを生んでいました。そしてそれを考慮して、学校という個別の質問のない環境で行う学校検査が推進された要因の一つであったのではないかと思います。

　この1巡目の2次検査がまだ進んでいなかった時、もっと学校検査のリスクを考えられればよかったのですが、過剰診断のリスクへの認識が低かっただけでなく、これが倫理的な問題を生むという認識が、著者らも含め福島医大内で

も、県や検討委員会でも、誰もなかったことが悔やまれます。

判定委員会とA1・B判定への不安

検査の結果は、週に1回開かれる判定委員会で複数の専門家が画像を確認することになりました。検査では一人につき最低でも数枚の画像が記録されており、結節などの所見があれば動画（ビデオ）も記録されますので、検査が毎日行われれば当然大量の画像が蓄積されていきます。県民健康管理センターの職員と医療スタッフが画像と所見を記載した検査レポート用紙を整理し、判定委員会で画像をチェックし、A1、A2、B、Cという判定区分に分類する作業を週に一度行っていました。

検査結果は、判定委員会の判定後にそれぞれの受診者の自宅に郵送しました。郵送する文書の中には、その受診者の検査結果に加えて、結果の意味を簡単に説明する文書も同封されました。しかし、第4章で説明したようにA2やB判定を受け取った人の不安は強く、一時期は福島医大の県民健康管理センターのコールセンターに、A2、ときにBという結果についての様々な問い合わせが殺到しました。医師がご質問に直接答えた方がよい質問もたくさんありましたが、当初はその質問に正対する十分な対応ができませんでした。

第4章で述べたように、検査の結果は病的意義のないのう胞や結節であっても、受診者とその保護者に大きな不安をもたらしました。統一した基準で検査を行えば混乱は起こらないはずだと考えていた甲状腺の専門家も多かったのですが、この検査結果に関する住民の心配については、説明が不十分であったことが大きく影響していると著者らは思っていました。説明の不十分さは、不安だけでなく福島医大や福島県に対する不信感にもつながりました。

甲状腺検査に関する説明会を担当して、甲状腺検査の結果の見方を説明すると、多くの方にA2は問題ないことや、A2が進行してBになるわけではないことも理解していただくことができましたし、説明会の後のアンケートでも、のう胞は心配いらないことが分かったという感想が多く寄せられました。[1,2]

様々な発表の機会や著書などでも、このA2問題については述べてきましたし、説明会や、数年後から実現した検査会場における検査の結果を説明する説明ブースなどでの説明によって、のう胞を心配される人は少しずつ少なくなっているとは思います。しかし、このA2という判定を受け取った人の中には、

非常に強く心配されたために、この結果をきっかけに自主避難された方もいらっしゃったということ、そして説明の不足がその一つの原因であることは、検査を担当していた筆者らと検査の実施主体の組織がしっかり反省すべきことだと思います。

2．甲状腺がんがどんどん見つかってきた時の状況

　検査が進むにつれて、Ｂ判定の方も少しずつ出てくるようになり、２次検査が開始されました。２次検査の開始は１次検査の開始後かなり時間が経ってからでしたし、当初２次検査を担当する医師は一人だけだったこともあり、Ｂ判定だった方が２次検査を受けるまでの期間は数か月以上、長い人では半年以上にもなりました。

超音波検査で甲状腺がんが「多発見」

　甲状腺の結節（しこり）はがんであったとしても進行がゆっくりなので急ぐ必要はないと説明する専門医もいらっしゃいましたが、それは医療側の言い分であって、Ｂ判定の結果を受け取ってから長い間不安に思いながら過ごされた方々には本当に申し訳ないことをしたと思っています。筆者は２次検査開始直後は時間を見つけて福島医大の中で行われていた２次検査の会場に行き、受診される方々とお話をすることがありましたが、２次検査を受けるまでの強い不安の経験を目の当たりにし、放射線との因果に悩む人も多かったので、甲状腺検査が必ずしも安心につながらないことを強く意識するようになりました。

　２次検査の結果、甲状腺がんと診断される人が出始めました。検査が進めば進むほど甲状腺がんの方が増えて行きました。県民健康管理センターで週に一度行われる甲状腺検査の専門委員会では、１次検査の結果や２次検査の結果が報告されますので、がんの方が次々に見つかっていることを多くの専門家が認識しました。もちろん、従来は行っていなかった超音波検査を、集団に対して行えば検査によるスクリーニング効果でがんが発見されることは起こり得ます。

　しかし、１巡目で100人以上、２巡目でも70人強の甲状腺がんが発見されたことを、検査開始当初から予想していた方は、少なくとも福島の甲状腺検査に

関わっている専門家にはいませんでした。高名な先生方であっても「また甲状腺がん？」と驚きの気持ちで検査の結果を受け止めているように見受けられました。特に2巡目の検査で2年前の検査で所見がなかった人に甲状腺がんが見つかることが頻繁に生じるようになった時、「なぜなのか」という疑問は多くの専門家が持ったと思います。

過剰診断を認めない方針

　筆者は長い間、1次検査の担当として判定委員会の司会をしていましたので、その際にこのことを質問をしても明確な説明をなさる先生はいませんでした。それまで漠然と多くの人が考えていた甲状腺がんの自然史とは違って、大人で生じやすい過剰診断が子どもでも生じている可能性を指摘したこともありましたが、根拠がないと一蹴されました。疑問を持って参加している先生もいたかもしれませんが、それを考えるよりも、膨大な診断業務を同じ基準で処理することに集中させられていたと思われます。

　甲状腺がんの診断に関する住民への説明となるのは、およそ3か月に一度開催される検討委員会とその報道でした。甲状腺がんが何人になったと、定期的に報道される度に、住民の方々が、放射線の影響による甲状腺がんの増加ではないかと考えるようになるのは無理のないことだと思います。当初はのう胞についての質問や不安を訴える声が多かった説明会でも、甲状腺がんについての質問や不安が投げかけられることが増えてきました。

　放射線被ばくの健康影響を心配している人は、やはりチェルノブイリと同じことが起こっていると感じたと思いますし、放射線被ばくについて自分なりに納得できていた方にとっては、線量が低いので心配いらないという説明は嘘であったのではないかと感じたと思います。自分や家族が甲状腺がんにかかるのではないかという新たな不安を持つようなった方もいます。

　個別の症例で甲状腺がんと放射線の被ばく線量の因果関係を明らかにすることはできません。あくまでも集団全体の疫学的解析から議論されるものです。*3, 4 そのことを住民の方々に説明すると、検査を受ける意味がないと感じる方や、モルモットにされているのではないかと感じる方、放射線の被ばくとは独立して甲状腺がんそのもののリスク認知を高める方がたくさんいらっしゃいました。福島県以外の検査を行う必要があるのではないかという質問もよく受けま

した。なぜ福島以外の地域でコントロールとしての大規模な甲状腺検査を行わないのかについては、簡単に言えばあまりに過剰診断の害が大きいからです。詳細については拙著の『みちしるべ』をご参照ください。

3. 検査による不安に対応するために

第4章でも述べたように、この検査は住民の健康の見守りとして不安に対応するために開始されました。しかし、実際に行っているのは集団を対象にした甲状腺がんスクリーニングであり、そのため検査の結果が住民の不安解消につながっていないのではないかと考えるようになりました。のう胞ありとの結果が不安や保護者の自責感につながっていること、甲状腺がんの多発見が放射線被ばくの不安を増強し、また一方では甲状腺がんに対するリスク認知も高めていることなどがその理由です。

そこで特に2015年4月以降、筆者らが甲状腺検査の責任者として運営にかかわるようになった時に、真っ先に取り組んだのは説明に関する取り組みでした。検査が不安の原因とならないような説明が必要だと考えたからです。説明会や、検査対象である児童・生徒を対象とする出前授業、検査結果の説明ブース、2次検査でのサポート体制の確立などを行いました。[*2]

甲状腺や放射線医療の専門家と言われる方が科学的な説明を行っても不安が解消されないことを嘆いている場面をよく見かけましたが、筆者らは、それはおそらく不安の原因を理解していないからだと感じていました。スタッフに、「漠然としているように見えても、不安には理由があるはずだから、その理由を想像して対応してほしい」とお願いしましたし、筆者自身も時間のある限り不安に向き合って過ごしてきました。時にはスタッフが傷つくような態度を取られた保護者の方が、実は震災や原発事故で傷ついていることもあるので、その背景を分かって対応してもらうようにお願いしていました。これはスタッフ自身が被災者の一人である場合には、なおのこと心身を消耗することですが、できるだけサポートしていけるように努力しました。

4. 放射線健康影響研究と住民の不安への対応

放射線の健康影響について、福島の被ばく線量を知り、原爆被爆者での研究やチェルノブイリ原発事故後の健康影響、その他核実験後などの研究を学べば、福島の甲状腺検査による甲状腺がんの多発見が放射線の影響とは考えにくいことは、専門家にとっては理解が難しいことではないと思います。しかし、その科学的合理性を示すだけでは、住民の方々の不安は解消されません。このことを理解しない専門家はたくさんいます。

　そのような中で、甲状腺研究と放射線影響研究の日本の第一人者であられた故長瀧重信先生は、研究者でありながら住民の真の苦しみをご存知で、心を痛めておられたと思います。長瀧先生については若年型甲状腺癌研究会のホームページで公開しているエッセイを引用する形で、ご紹介させていただきたいと思います。

若年型甲状腺癌研究会エッセイより引用
「長瀧先生の御遺言」[*5]

　甲状腺学や放射線の健康影響の専門家であられた故長瀧重信先生と初めてお会いしたのは、福島原発事故後3年ほど経過した国際会議だったと記憶しています。かつて長瀧先生の部下であった大津留先生から、「甲状腺検査の現場に出ている医師」として、ご紹介していただきました。甲状腺検査は1巡目が終わり、1巡目の2次検査が進む中で、甲状腺がんが次々に発見されている時期でした。福島の住民は放射線の健康影響が出たのではないかと不安を新たにする人も多かった時期です。放射線と甲状腺の両者の専門家である長瀧先生から、「放射線の影響とは考えられない」というお話を伺い、これで自信を持って住民の方々に説明できると思ったことを覚えています。

　その後長瀧先生とは直接お話する機会はあまりありませんでした。時々長瀧先生から大津留先生にメールが届き、論文を紹介していただいたり、データの解釈についてのご意見を間接的に拝聴しておりました。また原発事故後のごく早い時期（2012年1月）にご出版された『原子力災害に学ぶ放射線の健康影響とその対策』（丸善出版）をご恵贈いただき、拝読させていただいたこともありました。今読み返して、第8章の被ばく者の防護、救済、援護の中の健康調査に関する

記載をご紹介いたします。「計画性のない健康診断は被曝者の精神的な苦痛を増すだけである。一般の健康診断が自由に受けられるとしても、病気がみつかるたびに被曝のための病気ではないかと心配する。健康調査を始める前に、過去の災害事例（原子力災害のみならず、ほかの自然災害も含めて）を研究し、実施を予定している健康調査の目的と調査を受ける人の本当の福祉を考えた慎重な計画を立案する必要がある」。また福島原発事故に関する健康調査については「精神的な影響も考慮して健康診断を行うことは推薦できるが、今までの災害事例の経験から、健康診断を行うことにより、不安を助長することがないように計画の段階で慎重に衆知を集める必要がある」。甲状腺検査が開始される前から長瀧先生は健康調査の負の影響もよく理解されていたのだとあらためて感じました。

　長瀧先生が亡くなられる2か月前の2016年9月に福島では、原発事故後の甲状腺がんに関して、第5回福島国際専門家会議が開催されました。

　長瀧先生は基調講演で「長崎大学：チェルノブイリ原発事故から30年：日本からの貢献」と題され、チェルノブイリ原発事故後に甲状腺の専門家として関わった支援やIAEAやWHOなどの国際機関との協力についてお話されました。福島の課題のセッションでは、大津留先生が甲状腺検査の結果の概要を説明し、過剰診断が生じていることを、福島医大から国際会議で初めて指摘されました。私は甲状腺検査の課題として1）検査の結果が新たな不安を生じさせていること、2）甲状腺がんスクリーニングのデメリット（スライドではharm）として偽陽性と過剰診断が生じており、これが心理的社会的影響をもたらしていること、3）任意の検査になっていないこと、を指摘しました。

　発表が終わり、降壇する時、最前列にお座りだった長瀧先生は、奥様の支えを借りてお立ちになり、私に声をかけられました。そして「感動した」とおっしゃっていただきました。さらに翌日の総合討論の中で、「不安に対応するために開始された検査であるのなら、甲状腺検査をこれまでと同じ方法で行うことは止めなければならない」という主旨の発言をされました。その後しばらくしてお亡くなりになる数日前の日本甲状腺学会でお会いした時に、少しお話させていただく時間がありました。私の発表を聞いて、科学的な事実が、住民の安心に直接つながるのではないということがよくわかった、この検査を本当の意味で住民のためになるよう、福島の自信につなげるものになるよう、努力してほしいと、おっしゃっていただきました。私にとって、これら一連の長瀧先生の言葉はご遺言と思って

大切にしています。

　チェルノブイリに貢献された世界の医師の筆頭におられた（ある意味英雄のお
一人であった）長瀧先生ですが、チェルノブイリの住民の苦しみを理解されてお
り、福島の英雄となるのではなく、福島の住民のために必要なことは何かを考
えて行動されていたように思います。国レベルの行政にも影響力がおありになっ
たので、長瀧先生がご存命であったら、甲状腺検査はもう少し違う方向に進むこ
とができたのではないかと思うと同時に、早く長瀧先生にいい報告ができるよう
に、活動しなければと思っています。

参考文献

＊ 1　Hino Y, *et al.* Explanatory meetings on thyroid examination for the
"Fukushima Health Management Survey" after the Great East Japan
Earthquake: Reduction of anxiety and improvement of comprehension. *Tohoku
J Exper Medicine* 239: 333-343, 2016.

＊ 2　Midorikawa S, *et al.* Psychosocial issues related to thyroid examination after
a radiation disaster. ***Asia Pac J Pub Health*** 29:63S-73S 2017.

＊ 3　津金 昌一郎「福島原発事故後の放射線被ばくと甲状腺癌：因果関係評価に
おける過剰診断が及ぼす影響」**日本甲状腺学会雑誌** 12:45-51,2021.

＊ 4　大津留 晶、緑川早苗『みちしるべ』POFF 出版 , 2020.

＊ 5　緑川早苗「長瀧先生のご遺言」若年型甲状腺癌研究会ホームページ .
http://www.med.osaka-u.ac.jp/pub/labo/JCJTC/essay.html

第２節　過剰診断が指摘されるようになって

　前章までの解説でお分かりいただけると思いますが、過剰診断という言葉は
一般的な医学用語であり、批判のために使われる言葉ではありません。

　医療の中では意図せずにマイナスの現象が起こり得ます。医療者や科学者は
それを小さくするように努力しますが、ゼロにはなりません。過剰診断もその
ような性質をもっている医学や医療の中で必然的に生じてくる問題です。だか

らこそ対策や見直しが必要なわけですが、過剰診断が指摘されるようになってからも、福島の甲状腺検査の方法論の見直しは行われていません。過剰診断という言葉さえ、検査の説明の文書に記載されていない現状です。それを外から客観的に見た解説は第3章に述べられています。

　一方、もし読者の皆さんがその現場の渦中にいたらどのようにこれらを認識するでしょうか。この節では甲状腺検査の過剰診断が認識されるようになった過程のことを、その渦中にいた医師の目から見たことを記録しておきたいと思います。

1. 福島の甲状腺検査で
　過剰診断が起こっているのではないか？（2014年頃）

　甲状腺検査に関する公の場で「過剰診断」が初めて指摘されたのは、2014年3月の第2回甲状腺評価部会における、部会員であった東京大学（当時）の渋谷健司先生のご発言でした[*1]。2014年5月に渋谷先生はすでにLancetという英国の医学雑誌に、過剰診断が生じていることを指摘し、福島の甲状腺検査は方法を見直すべきという主旨のレター論文を出されています[*2]。

　また、同じく当時の部会員で、広島の小児科の西美和先生が、大学生の検診で、甲状腺の触診を行うとそれだけでも多くの甲状腺がんが発見されることを紹介され、超音波によるスクリーニングは相当多くの甲状腺がんを診断することになってしまう可能性を指摘されています[*3]。

　そしてこの第2回の評価部会では、甲状腺がんに関する疫学的な知見について、部会員の津金昌一郎先生が資料を提出して過剰診断についても説明されています[*4]。この資料の中では日本で行われた小児のマススクリーニングである神経芽細胞腫の過剰診断とスクリーニングの中止の経緯も説明されています。また、韓国の甲状腺がんの問題についても説明されています。そして2014年11月に韓国で甲状腺がんスクリーニングにより大規模な過剰診断が発生しているというAhn博士らの有名な論文が、米国のNew Engl J Medという医学雑誌に出されました[*5]。

　これらの指摘に対し、この後何回かの評価部会で議論が重ねられていますが、検査実施者の福島医大側は、過剰診断が起こることはすでに予想して、できる

だけ起こらないように診断基準を考えて行っていると答えています。放射線との関連を検討することや放射線の不安を持っている人に検査を行うことが重要という意見が多く、それまでの検査の方法を見直し、変更するところまでは至りませんでした。過剰診断が生じているか否か、それはどの程度かという議論が十分にされたというよりは、過剰診断があるかもしれないが、個別に見れば早期発見がよかったと考えられる例があるかもしれない、福島は放射線の影響があるかもしれないから検査が必要である、住民が不安に思っているので検査が必要という意見が過剰診断の議論と並列に扱われていたのだと思います。

　津金先生、渋谷先生、西先生のご指摘は科学的には的を射ていると思われますが、検査を行っている福島医大や福島県は、「批判された」とネガティブにとらえられていたのかもしれません。「先行検査」という以上、1巡目の検査で過剰診断の可能性を評価し、対策をとるのではないかと著者らは漠然と期待していました。しかし、プロトコールに明記されていなかったためか、評価部会などですでに対策はとっていると答えたためか、過剰診断の対策は全くなされませんでした。また本来は1巡目の検査結果の論文において、過剰診断の問題を正面から取り上げ議論できればよかったと思いますが、過剰診断に対する考え方が論文の著者の間でバラバラであったため、残念ながらできませんでした。

　またこの時期、評価部会は1巡目の甲状腺検査の評価を行っていました。その経過中に2巡目の検査の結果が出始め、前回所見がなかった人に2巡目で甲状腺がんが複数発見されてきます。このことも議論に影響した可能性があります。原発事故後の放射線影響に対して社会活動を行っているグループは、過剰診断の議論を強く批判しました。このことは福島県や環境省、福島医大の立場に大きく影響したと考えられます。さらに、今回、評価部会の議事録を読んで、2014年当時、一部の部会員以外は、他の検討委員も検査に関わる大学内の専門家も県の担当事務局も、医学用語である過剰診断を正しく理解できていないままに議論がされていたことも分かりました。

　まだ過剰診断の問題が世界で指摘され始めたばかりの時期で、一般の人だけでなく専門家も過剰診断を理解し、その対策を考えることが難しい時期だったのかもしれません。過剰診断がもたらす身体的な不利益以外の、原発事故後の状況における心理的・経済的・社会的な不利益の深刻さを、筆者らは検査の現

場や説明の場で次々と目のあたりにして、検査を改善していかなければならないと確信し始めていました。しかし、学内の多くのスタッフも、検討委員や部会員も、行政担当者も、この時期にそれらを現実のものとして想像することは、まだとても難しかったのではないかと思われます。

２．検査の責任者となって行おうとしたこと（2015 〜 2017 年）

　若年者の甲状腺がんの自然史はまだほとんど分かっていない状況でしたが、１巡目の１次検査が終了し、検査が２巡目に入る頃、筆者らは次のように考えていました。１巡目で発見された甲状腺がんの多くが数年後に臨床的な（症状の出る）甲状腺がんを早期に発見したものであるのなら、検査がない時と比較して、せいぜい数倍程度増えるだけで、２巡目以降は小さいサイズのがんが見つかるものの、甲状腺がんの発見率はほぼスクリーニングがない状況のレベルに戻るのではないか。そうであれば、スクリーニングによる早期発見のメリットが生じる可能性もあるかもしれない。

２次検査で予想以上の甲状腺がんの多発見

　しかし、その後２次検査の結果が上がってくると、実際には１巡目で予想よりもはるかに多くの甲状腺がんが発見されました。１巡目の検査における甲状腺がんの想定外の多発見を説明するために、このスクリーニング検査で発見された甲状腺がんのほとんど全てが、将来症状が出て治療が必要となるがんであると仮定して、統計学の専門家にシミュレーションをしてもらいました。その推計によれば、30 年以上分を前倒して発見しているということになりました。[*6]

　もし 30 年以上分が１巡目で前倒しで発見されたのであれば、新たにがんが発生するにしても、増大スピードはゆっくりのはずであり、２巡目では甲状腺がんが激減し、スクリーニングを行わなかった場合と同程度の発見率になるはずです。しかし、２巡目でも１巡目とさほど変わらないくらいの頻度で甲状腺がんが発見され始めました。これはどう考えても、単なるスクリーニング効果ではなく、検査を対象とする年代に一生症状を出さないような甲状腺がんができるために、それらを発見する過剰診断が生じていると考えざるを得ないと思いました。

２巡目以降もスクリーニングがない時の発見率に戻らないということは、ある一定の若い年齢で年齢依存性に（年齢が上がるにつれて）、スクリーニングがなければ一生発見されない甲状腺がんが超音波で検出されるようになり、それらを発見していることを意味しています。

放射線被ばくの影響は考えにくい

　一方で、２巡目で甲状腺がんが多く見つかるのは、放射線の影響かもしれないという意見の方もいました。しかし、その頃には、福島の住民の放射線被ばく線量は非常に低いために甲状腺がんのリスクが増えることは考えにくいという見解がすでに出されていました（UNSCEAR 2015 白書）。[*7]

　また、今までの原爆や核実験周辺地域での放射線疫学の研究から、福島の住民の放射線被ばく線量で臨床的な甲状腺がんが増えるというのは考えにくいことです。そして、もし福島の住民の線量で、臨床的な甲状腺がんが早期より著明に増えるのならば、子どものとき他の病気やけがで頭頸部・肺・全身のCTを取った人は、診断する必要あって低線量ではあるものの少し多めの線量でCT検査を受けていますから、その方々に甲状腺がんがたくさん発見されるはずです。CTが頻繁に診断に利用されるようになってすでに20年以上経っていましたので、低線量でこれまでの研究の予想をはるかに超えて、若年者に臨床症状のある甲状腺がんが著増しているとは、科学的常識に照らして考えにくいことです。やはりこの甲状腺検査のデザインでは、対象者の年齢で発生してくる、一生症状の出ない甲状腺がんを診断してしまう可能性が高いと考えられました。

過剰診断の理解を伝える

　筆者らは、学内の様々な場面でもこのような意見を申しあげました。放射線医学や甲状腺の専門家であっても過剰診断やそれを来たす甲状腺がんの自然史について、なかなか理解ができない部分もあるので、根気よく説明を続けました。当時の理事長と県民健康管理センター長には我々の意見をよく理解してもらいました。そして、この問題を解決するためには、甲状腺検査というスクリーニング検査の責任者と甲状腺がんの治療の責任者が同一であることは障壁になるとのお考えになりました。手術の方に軸足があれば、過剰診断が生じても、

早期発見・早期治療でよかったと認識してしまいがちになると考えられるからです。

スクリーニングは治療と独立して、受診者の側に立って、どのような検査・診断がいいのかを考える立場の医療者に任せるべきというお考えであったと思います。そのような利益相反のリスクを避ける観点から、組織改革が必要との判断になったと思われます。

そこで2015年4月から、内科医である筆者らが甲状腺検査の部門長と、定員2人とされた室長のうちの1人を担当することになりました。お受けする時、当時の理事長や県民健康管理センター長からは、非常に危険で困難な役をお願いするが、過剰診断を減らして住民のためになる検査にしてほしいというお話がありました。現場の責任者として矢面にたっても、これまでやってきた日常の医療と同じで、患者さんや住民の方々にとって、全力を尽くすことに変わりはないと覚悟を決め、お引き受けしました。ただし日常の診療と違うのは、目の前の患者さんだけでなく、心配している住民、いわゆるサイレントマジョリティのことを常に考えながら行動しないといけないところでした。

過剰診断を減らす提案は反対される

当時の甲状腺検査には過剰診断の問題だけではなく、前述したような社会状況もあり、多くの課題がありました。よって、それらの解決のために、検査の責任者として行ったことは様々ありました。しかし、ここでは過剰診断に関連することに焦点を絞って記しておきたいと思います。

当時は2巡目の検査のちょうど真ん中の時点（2巡目は2014年度と2015年度）でした。2巡目でも次々にがんが見つかり始めている時期であり、筆者らも1次検査で前回所見のなかった対象者に甲状腺がんを疑わせる所見を見つけることがありました。判定委員会でも甲状腺の専門医ががんがたくさん発見されることに驚いている様子でした。

解析すると2巡目で発見されている甲状腺がんは5mm〜10mmの小さいものの割合が1巡目より多いことが分かりましたので、精密検査（2次検査）を行う基準を5mmから10mmとすることで、過剰診断を約半分に減らせるのではないかと考えました。2015年に米国の甲状腺学会は1cm以上の結節のみを精密検査を行うべきとするガイドラインを出していました。[*8] この案をまず診断基準

等を検討する部会であった通称、学外専門委員会で提案しました。学外専門委員会は甲状腺に関する全国の専門医がその主な構成メンバーとなっています。この会議で提案した1次検査のスクリーニング基準を3巡目から5㎜から10㎜に変更することに対しては、賛成意見と反対意見がそれぞれ同程度に出されました。

これを学内の甲状腺検査専門委員会で提案し、反対意見もあったものの翌日の実施本部会議にかけることになりました。実施本部会議は甲状腺検査だけでなく、県民健康調査に関わる様々な部門の責任者が参加しています。しかし、この改革案は実施本部会議では会議の重鎮である学外の先生方の強い反対を受け、認められませんでした。主な理由は、基準を変えるとデータを解析するときに今までの検査結果が無駄になることや、基準の変更は社会的に受け入れられないから、というものでした。

仮に、今まで大きさで判断していた基準を、エコーの性状など全く別の項目で判断すれば、比較できなくなることも起こり得ます。しかし、基準がどうであれ結節の大きさは測定しているわけですから、それまでの検査結果との比較は工夫すれば可能であり、過剰診断を減らすというメリットとのバランスの問題であり、決して無駄になるということはありません。また、社会的なコンセンサスが得られないということについては、説明を行って社会からの理解を得る努力をすべきことであって、それを理由に変更を行わないということは納得できませんでした。

しかし、甲状腺検査の実施方法を変えることはこの実施本部会議を通過しなければできないことでした。学内の会議を通過できなければ、検討委員会で検討してもらうことも、県での検討も不可能でした。対象になっている子どもたちや若者のマイナスを減らすことができない結果となり、筆者らはとても失望しました。

なお、3巡目が始まる時は、前述の検討委員会・甲状腺部会の答申を受けて、同意だけでなく不同意のチェック欄を新たに作成したり、検査の説明の文章に、無症状の方に超音波検査を行うことは一般的に進められていないことや、検査によってかえって不安が生じることもあることを記載したりしました。しかし、「過剰診断」の説明は十分できず、前述のようにスクリーニング基準も変更できませんでした。1回目の甲状腺検査の結果を受けて、この検査に問題がある

ことが分かり説明文の一部は修正したものの、受診者や保護者の方が３回目の甲状腺検査を受けるかどうかを判断できるような説明は結果としてできませんでした。

国際会議で過剰診断を指摘

2016 年は原発事故から５年という節目の年であったこともあり、多くの国際会議が開かれました。これらの国際会議で筆者らがプレゼンテーションで発信したことは、１）甲状腺検査により過剰診断が生じていること、そしてこれは検査の不利益であること、２）見守りとして開始された検査によって不安がもたらされているなどの心理的社会的影響の大きさ、３）不利益を説明した上での同意の取得、検査の任意性の担保、の大きく３点でした。[9, 10] それまでも前述の渋谷先生や国立がんセンターの片野田耕太先生が、論文で甲状腺検査における過剰診断を指摘していましたが、学内から、甲状腺検査の責任者が過剰診断を指摘したことになります。[11]

筆者らは多くの人がこの真実に気付き、住民のために甲状腺検査を変えていく機運となると考えていました。一方で、過剰診断という言葉に神経をとがらせる専門家もいました。例えば前述の学外専門委員会でも「過剰診断」と言われると「誤診」と言われていると感じるというような専門用語への誤解もありましたし、国際会議の中で「福島では過剰診断と言われると傷つくので、使用しないでほしい」と発言する医師もいました。

またごく一部ですが、公表されているデータを独自の仮説によって解釈して、原発事故による放射線によって甲状腺がんの著増が起こっているというような主張をする科学者もいて、そのような論文が雑誌に掲載されることがありました。そのことも混乱に拍車をかけたと思われます。

検査方法の変更は合意にならず

甲状腺がんがたくさん発見されていることの重大性にしだいに無感覚になっている学内の専門家も多く、さまざまな立場の人が検査に関与している中、当時の福島医大副学長である谷川攻一先生が座長として、学内の意見の集約をするために学内で甲状腺検査に関するコンセンサス会議を開き、議論をしたことがあります。社会的に注目を集めていることに対する学内からの提言には、

学内のコンセンサスが必要というお考えだったと思います。2016 年後半から 2017 年初めにかけてのことです。外部から、過剰診断についての医大の見解を尋ねる問い合わせも多くなっている時期でした。

このコンセンサス会議の中で、現在の甲状腺検査のやり方は多くの過剰診断を生んでいる可能性はあるとされましたが、だから検査の方法を変更すべきとまで合意が形成されたわけではありませんでした。ただ、過剰診断のような重大な不利益を知らずに多くの人が受診しているとも考えられるから、甲状腺検査について対象者や保護者がどのように受け止めているのかを、アンケートなどで調査する必要性があるのではないかという意見や、学校検査と受診率の関連を検討するための解析を行うことが必要などの意見が出され、それらは採用されました。筆者らは早速これらに取り組みました。

しかし、アンケートは研究計画を作成し、関連する様々な会議で議論され、予算を検討する段階となった時に県民健康管理センター長預かりとなり、以後、センター長からアンケートの状況が説明されることはありませんでした。会議などで筆者らが進捗について尋ねても「県と相談している」などのお答えであり、実際にはアンケートは実施されないまま何年も経過しました。

学校検査の問題を指摘する論文が不承認に

また筆者らは、学校検査と受診率についての解析を行い、学校で行う検査であることが受診率を高めており、任意性の担保が確保できていない可能性を指摘する論文を書きました。しかし、県民健康管理センターのデータを用いた論文を投稿するための許可を得る審査委員会で「保留」とされたため、その後 2 年ほど投稿できず、さらに 2 年後の再審査では「不承認」とされました。

これらは、受診者をはじめとする県民の方々が、この検査の実態や意義、過剰診断の不利益などを理解することも、それらを科学的なエビデンスとして、学内からお示しすることも制限されていたことを意味していると思っています。

第 4 章の 4 節で述べたように、この頃甲状腺がんのスクリーニングは過剰診断を引き起こすため、行ってはいけないという勧告が国際的に出されるようになりました。また 2016 年の後半からは、検討委員会や甲状腺評価部会でも、原発事故後の甲状腺がんスクリーニングに対する見解を福島の甲状腺検査の今

後の参考にするために、独立した第三者として国際機関に網羅的なレビューと提言を受けてはどうかという提案が環境省からありました。そして、2017年6月の検討委員会で、それをWHO/IARCに依頼することが公表されました。その後、IARCが福島の甲状腺検査の状況も鑑み、「原子力事故後に甲状腺集団スクリーニングを実施することは推奨しない」と2018年秋に提言したことは、前述のとおりです。

3. 過剰診断の抑制に向けての潮流と、それに逆行する大きな力（2017～2019年）

　甲状腺がんの過剰診断の問題について、様々な国際的な組織の見解は第4章に述べた通り、原発事故後でも甲状腺がんスクリーニングは行ってはいけないというものですが、日本国内の学会はどのような状態だったかを記録しておきたいと思います。

学会では過剰診断はタブーの雰囲気

　日本甲状腺学会や日本内分泌外科学会は超音波に関連する学会とともに、当初から福島の甲状腺検査に様々な支援をしてくださっている学会でした。初期の検査では検査の人的支援を行っていただきましたし、他の県に居住する対象者の検査の実施も行っていただいています。また、日本甲状腺学会の中には臨床重要課題として「福島県民健康調査における甲状腺検査」が取り上げられており、2021年4月の時点では16名が委員となっています。ただ、この委員会から放射線被ばくとの関連や過剰診断に関する文書によるステイトメントは、2021年4月の時点で公開されていません。

　臨床重要課題の報告として日本甲状腺学会総会の中で委員会の責任者が報告することがありましたが、今までのところ過剰診断は生じないよう対策をとっていると述べられています。甲状腺学会の中で過剰診断を議論することはタブーである雰囲気が長く続いています。

　一方、日本内分泌学会（日本甲状腺学会は日本内分泌学会の分科会に相当）では、2017年4月の総会で甲状腺がんスクリーニングのシンポジウムが行われ、筆者らは福島の甲状腺検査で過剰診断が生じている可能性を指摘しました。また、

同学会で現在の男女共同参画の委員会が企画した福島第一原発事故に関するシンポジウムでは、甲状腺検査の心理的社会的影響や甲状腺がんスクリーニングの不利益について報告しました。聴講いただいた先生方からは一定の理解が得られたと感じ、筆者らはここから議論が始まり、福島の甲状腺検査のあり方を見直すことにつながるのではないかと期待しました。

しかしその後、この学会での報告について、福島医大の理事長宛てに質問状が寄せられたようです。過剰診断論により検査の受診率が低下し診断が遅れるリスクがあるという指摘があり、福島医大から過剰診断を指摘することがタブーとされることにつながったのではないかと感じています。その後、日本内分泌学会でも甲状腺がんの過剰診断は大きなテーマとして取り上げられることはありませんでした。

専門家への遠慮で過剰診断の議論が進まない

このように実際に甲状腺がんスクリーニングが行われている日本で、過剰診断の問題に対する議論が進まないことの背景には大きく２つの理由があると思います。原発事故後ですので放射線の健康影響を考えて対応することは当然なのですが、１つには甲状腺がんのような疾患は、全て放射線被ばくの影響があるとしなければいけないという信念にもとづいて活動しているグループの存在、もう１つは『論座』[*12]でも指摘しましたが、事故後の健康影響調査の代表であるこの検査に関わる専門家に関する遠慮や配慮のようなものです。

2017 年の中頃から、筆者らが甲状腺検査に関して過剰診断の存在やその不利益があること、また、検査は本来任意のものであり、学校検査は倫理的課題があることなどを説明することに対して、大学内で強く抑制がかかるようになりました。説明会や出前授業の資料の中に、前記のような説明を入れることに対して許可が出ないこともありました。前述のアンケートの棚上げや論文の投稿差し止めも同時期に起きたことです。

甲状腺検査は全国各地の対象者に検査を行うため、福島県以外の各都道府県の病院などで検査を実施しています。この事業に関わるスタッフの方々に対し、福島医大の検査責任者が説明や情報提供を行う事業が 2016 年度と 2017 年度に環境省事業（原子力安全協会委託）として行われました。2017 年度の途中で、環境省職員から説明や情報提供についての要望が伝えられたことがありま

した。検査の不利益をトーンダウンして説明してほしいという依頼でした。そのようなことは行えないとお答えし、それまでと同じように説明や情報提供を行いましたが、その後に予定されていた本事業から筆者らは外されました。

評価部会で過剰診断の指摘をされた後、この議論が検討委員会・評価部会でされることはしばらくありませんでした。2016年に福島県小児科医会が甲状腺検査の見直しの要望書を福島県に提出していますが、その際も検討委員会がこれを議題として取り上げて議論することはありませんでした。また、2016年9月に行われた甲状腺検査に関する国際シンポジウムで提言がまとめられ、福島県に提出されました。検査の任意性の担保が重要であると記載されていましたが、これを受けて検討委員会・甲状腺検査評価部会で議論されることはありませんでした。

過剰診断と倫理的問題は未解決のまま

2017年に検討委員会・評価部会員の委員変更がありました。これらの委員は専門家集団である学会等の組織から推薦され、福島県が任命しています。2017年10月の検討委員会から新しいメンバーでの会議が開始されました。この中で複数の委員の方から過剰診断の問題、検査に関する特に不利益の説明責任の問題、学校検査における任意性担保の倫理的問題などが指摘されました。2018年の第10回と11回の評価部会では、祖父江友孝部会員と髙野徹部会員から提言された提言書[*13]が議論されています。この提言書の中ではその当時の甲状腺検査に関する説明書の不備や問題点が指摘されており、その改定案も示されていました。

しかし、最終的にはこの提言の取り扱いは座長預かりとなり、福島医大が改定案を提示してそれが認められ、現在の説明文書となっています。議論や提言の中で触れられた問題点の多くは未解決のままの説明文書であり、過剰診断の文字もありません。

また検討委員の津金先生、髙野先生だけでなく、この本の第6章の著者である菊池誠先生など、多くの各分野の識者が甲状腺検査の過剰診断の問題を、雑誌などで指摘していただくようになりました。

後述しますが、筆者らはこれらの議論がされている最中の2018年3月末で、甲状腺検査の責任者から実質的に外されてしまいます。そして、その後は県の

甲状腺評価部会は甲状腺がんと放射線被ばくに関する解析を行う役割のみを担うこととされ、検査や同意取得のあり方を議論する場ではないとされました。2021 年 3 月 22 日の評価部会でも、福島の被ばく線量は低く甲状腺がんが増加することは考えにくいこと、現在の多発見は精密な検査を行ったことによる過剰診断の可能性があることが UNSCEAR2020 として報告されましたが、これらを甲状腺検査の対象者に周知すべきとの意見に対し、それは評価部会で議論することでないと部会長が述べられました。

　甲状腺検査のあり方に問題があるという指摘を無視して、放射線の影響の有無だけを検討するのであれば、見守りとか言わずに仕切りなおして純粋に研究として行われるべきであろうと思います。また、学校検査の任意性の問題について検討委員会で議論されていますが、学校検査が任意性の担保に問題があるという課題について真剣に考え、受診の判断に必要な「十分な説明」の中味について議論をするというよりは、「不安を抱えた人々に対する検査受診の利便性」を理由の一つにして学校検査を維持しようとする意志が働いての議論にとどまっているように見受けられます。

参考文献

＊ 1　福島県「県民健康調査」検討委員会　第 2 回甲状腺検査評価部会議事録．
https://www.pref.fukushima.lg.jp/uploaded/attachment/62600.pdf

＊ 2　Shibuya K, *et al.* Time to reconsider thyroid cancer screening in Fukushima. *Lancet* 383:1883-1884, 2014.

＊ 3　福島県「県民健康調査」検討委員会　第 2 回甲状腺検査評価部会　資料 3．
https://www.pref.fukushima.lg.jp/uploaded/attachment/50321.pdf

＊ 4　福島県「県民健康調査」検討委員会　第 2 回甲状腺検査評価部会　資料 4．
https://www.pref.fukushima.lg.jp/uploaded/attachment/50322.pdf

＊ 5　Ahn HS, *et al.* Korea's thyroid-cancer "epidemic"--screening and overdiagnosis. *N Engl J Med* 371:1765-1767, 2014.

＊ 6　Takahashi H, *et al.* Simulation of expected childhood and adolescent thyroid cancer cases in Japan using a cancer-progression model based on the National Cancer Registry: application to the first-round thyroid examination of the Fukushima Health Management Survey. *Medicine (Baltimore)* 96:e8631, 2017.

＊ 7　United Nations Scientific Committee on the Effects of Atomic Radiation. Sources and Effects of Ionizing Radiation. Fukushima 2015 White Paper

＊8　Haugen BR, *et al.* 2015 American Thyroid Association Management Guidelines for Adult Patients with Thyroid Nodules and Differentiated Thyroid Cancer. *THYROID* 26,1-133, 2016

＊9　Ohtsuru A, *et al.* Five-year interim report of thyroid ultrasound examinations in the Fukushima Health Management Survey. Thyroid Cancer and Nuclear Accidents: Long-term Aftereffects of Chernobyl and Fukushima Chapt.14, p145-153, Eds. By Yamashita S, Thomas G.

＊10　Midorikawa S, *et al.* Psychosocial Impact of the Thyroid Examination of the Fukushima Health Management Survey. Thyroid Cancer and Nuclear Accidents: Long-term Aftereffects of Chernobyl and Fukushima Chapt.16, p166-173, Eds. By Yamashita S, Thomas G.

＊11　Katanoda K, *et al.* Quantification of the increase in thyroid cancer prevalence in Fukushima after the nuclear disaster in 2011—a potential overdiagnosis? *Jpn J Clin Oncol* 46:284-286, 2016.

＊12　緑川早苗「現在の福島では甲状腺検査を継続することは正当化されない―見直しを行わない「不作為」がもたらすもの」*論座*, 2021.3.8. https://webronza.asahi.com/national/articles/2021030100012.html

＊13　福島県「県民健康調査」検討委員会　第 10 回甲状腺検査評価部会　資料 4-1. https://www.pref.fukushima.lg.jp/uploaded/attachment/278764.pdf

第 3 節　それぞれの人にとっての甲状腺検査

　本章の最後に今まで触れてこなかったことを記載したいと思います。甲状腺検査には多くの人がかかわりました。また対象者も小さな子どもから大人に近い方、そして、その保護者の方がおられます。それぞれ検査に対する見方や考え方があると思います。甲状腺検査に関わった人や住民の方々の全ての考え方を紹介することはできませんが、筆者らが出会った人、見聞きしたことで記録

に残しておきたいと思うことを記載します。

　このような重大な過剰診断が発生して、それを改善しないといけないということが、第三者である海外の専門家の間ではコンセンサスになっているにもかかわらず、国内の専門家において十分なコンセンサスになりにくい現状があります。過剰診断の不利益や害よりも別のことを優先しようというインセンティブや、何らかの信念でがんの患者さんを利用しようという思惑が、原発事故の起こった国内では働きやすいのかもしれません。しかし、受診者やその保護者と、曇りのない目で向き合われた方の多くは、現状を変えなければいけないと思うようになっていると感じるからです。

1. 検査を受ける子どもたちは大人を思いやっている

　第4章で検査の様子を紹介しましたが、検査の当日は流れ作業であり、子どもたち一人ひとりと十分に話をする時間はありません。けれども、少なくない子どもたちが検査に不安を持っていることや、検査の結果を気にしていること、検査が放射線被ばくを測定していると誤解していることには気づいていました。

　保護者を対象に行っていた説明会の内容を、子どもたちにも話してほしいという依頼がある学校から寄せられ、2014年から子どもたちへの出前授業を始めました。出前授業の始まりの部分で、筆者が「甲状腺がどこにあるのか知っていますか。自分の甲状腺のあるところを触ってみてください」と言うと、子どもたちはほぼ全員が甲状腺の位置を正しく触ります。大人ではこうはいきません。甲状腺は重要な臓器ではありますが、その位置を一般の方々が広く知っている、あるいはどこかで学習するというような臓器ではありません。福島の子どもたちは甲状腺検査を受けているので、甲状腺の位置を体感で分かっているのです。

　この質問に続いて、「甲状腺検査を皆さんがなぜ受けているのか分かりますか？」と質問します。ごくまれに「放射線」という単語を答える児童や生徒はいますが、ほとんどは「なぜ受けているのか」を知らないのです。この事実は出前授業を重ねるたびにはっきりとしてきて、検査に関する説明がまだまだ不十分であることを思い知らされました。

出前授業の内容は、「甲状腺検査がなぜ行われているか」「甲状腺の働きとヨウ素について」「放射性ヨウ素はチェルノブイリと比べて少ないこと」「超音波検査で何が分かるか」「のう胞は心配いらないこと」「検査はずっと続くこと」でした。初期には甲状腺がんの説明が入っていませんでしたが、がんがたくさん発見されるようになったこともあり、2次検査になったとしてもほとんどは良性のしこりと考えられることや、甲状腺がんが治りやすいがんであることを説明するようになりました。過剰診断の説明をすることについては福島医大の中では抵抗がありましたが、口頭で、一生症状を出さないようながんを見つけてしまうこともあることを、特に2017年頃からは話すようになりました。

　子どもたちには授業の後に感想を書いてもらいます。その記載から筆者らは多くのことを学びました。以下にいくつかご紹介します。まず、のう胞についてです。「のう胞が心配ないことが分かって、本当によかった。お母さんが喜ぶと思う」という感想が多く寄せられました。のう胞があること（A2）が多くの母親を心配させたことは前述しましたが、子どもたちも一緒に心配したり、あるいは母親を心配させたくないと思っていることがよく分かりました。自分たちが甲状腺検査を受けている理由が分かってよかったという感想も多くありました。

　そして、その中に時々「自分たちが検査を受けることで福島が大丈夫だってわかることがうれしい」、あるいは「誇りに思う」という感想も見られました。放射線の被ばく量が少なくて病気が起こる可能性は小さいと理解しても、検査の結果が福島のためになると思う子どもも多いようでした。この意見は毎回ではないものの、出前授業を行う中で時々聞かれる意見でした。過剰診断の本質とこの調査研究の限界について十分に説明しないまま、子どもたちにこのような思いを持たせてしまっていることに、ごめんなさいという気持ちと強い後悔を覚えるようになりました。また、「今度原発が爆発したらどうなるのか」「自分たちはこれからも差別されるのですか」という不安の記載も時々ですが見られました。

被ばくさせたかもしれないという自責感

　母親たちは子どもを被ばくさせたかもしれないという懸念と自責感から、甲状腺検査を受けさせたい、受けさせなければならない（親の義務）、受けて安心

したいと思っている人が多かった（多い）と思います。子どもたちは両親が自分たちを心配しているということを分かっています。そのために子どもたちが親を思いやって行動している場面を何度も見聞きしました。それはのう胞の問題だけでなく、結節や甲状腺がんと診断された場合にも同様で、より強くなります。母親を悲しませたくないために手術を受けた人もいます。これらの経験は甲状腺検査をもっと違う形で、きちんと説明した上で、本当に必要な人だけに行わなければならないと考える大きなきっかけでした。

２．医療者や関係者の葛藤

　一部の医師の方は過剰診断を理解して、どうにかならないかと思いながら甲状腺検査に参加いただいていたと思います。一方、甲状腺検査には多くの職種の人が関わっています。２次検査やデータの解析や判定委員会など医師の行う業務もたくさんありますが、対象が38万人もいるわけですから、主に１次検査を担う臨床検査技師や、データの管理、文書の作成など事務官もたくさんの人が関わっています。これら甲状腺検査に関わる人の多くは、自分たちも福島の住民であり当事者ですし、検査は住民のためになると、良かれと思って行っています。ときに辛い思いをしても献身的に取り組んでいる方もたくさんおられます。

　検査が進むにつれて、検査の結果により不安になった住民の方々から質問や不満がぶつけられた時、彼らが感じた悲しみ、ストレスなどは相当のものであったと思います。まして過剰診断など、検査の不利益を周囲から指摘されることは、理不尽にさえ感じたのではないかと思っています。甲状腺検査に対する葛藤は、心ある技師や事務官であればあるほど強くなります。

　けれども、厳しい言い方で申し訳ないのですが、本当の「気付き」は過剰診断の不利益を、事前の説明もなしに強いられるという住民の置かれた状況に対する理解であるべきです。検査が始まって間もなくから甲状腺検査にかかわり、現在は甲状腺検査から離れた一人の臨床検査技師が経験した葛藤を本書のために寄稿してくれましたので、それを紹介します。

「甲状腺検査に携わって」　大石学

甲状腺検査に携わるスタッフは、入職当初に「注目度の高い事業であり、社会的に非常に重要な仕事である」ということを上司や医師から伝えられます。特に、甲状腺検査が始まったばかりの頃は、各々が「復興」や「県民の不安解消」のために働くことに対し強い使命感を持ちながら仕事をしていました。県内外から様々な職種のスタッフが集められ、今まさにここで行われている仕事がいつか必ず社会の役に立つであろうと感じるような状況でした。

　また、甲状腺検査は子どもたちを検査対象としているため、直接県民の皆さんと向き合う必要がある特別な事業でした。国や県の行政が関わる事業に、住民の方々と直接向き合うものは少ないのです。それ故に、不満や不安を含め県民の声を聴くことができる大切な現場であると認識していました。

　甲状腺検査が始まってしばらくしてからは、ただ検査を受けてもらうだけではなく、検査を受ける子どもたちやその親御さんに何か返せることはないのかと考えるようになりました。少しでも検査に対する理解を深めてもらうことや、不安を解消することはできないかと考えました。全てが初めてのことなので、一つひとつが手探りのような状況でしたが、県民の声に耳を傾けられたのではないかという事例が現場で拾えた時は嬉しく感じたこともありました。

　検査全体が２巡目以降になってくると、前回の検査で不安に感じたことが記憶として蘇ってくる子どもたちが多く見受けられました。子どもたちが「不安」として感じたことは、検査の結果だけに限りません。検査を受けること自体に不安や負担を感じる子どもたちも少なくはありませんでした。もちろん、検査結果が良くなかったことや、自分は何もないと思っていたのに何かがあったという結果をもらったことも、甲状腺検査に対していい印象を持たない原因となっていたと思います。

　その「何か」は、がんだけではありません。良性の腫瘍や多くの方に見られるのう胞でさえ不安を煽るような結果となっていたことは、非常に残念なことだったと思います。その結果の中には、もちろん甲状腺がんとして診断された方も含まれています。過剰診断の問題を理解した後は、不安に思う子どもたちを目の当たりにすることで、甲状腺がんを見つけるということに対して非常に強い疑念を持つようになりました。

　超音波の検査をする検査技師として現場に出るスタッフは、一定の確率で甲状

腺の腫瘍を見つけることになります。100 ～ 200 人の検査をすれば、子どもたちの何人かに腫瘍が見つかります。ほとんどは良性の腫瘍であり、医師の判断を得られれば心配はいらないという言葉をかけてもらえるような検査結果ですが、良性であったとしても一部そうではない方もいます。甲状腺がんとして見つかってしまう方も数千人に一人の割合で検査をすれば見つかってしまうのです。

　そのことは検査技師として本当に正しいことをしているのかどうか、その当時非常に悩んでいました。良性の腫瘍ならよいという訳ではありませんが、甲状腺がんとして診断を受けるような所見が見つかった場合は、その先何十年という人生への影響が計り知れません。昨日まで隣の席の友達と冗談を言い合って勉強や部活を楽しんでいたのに、甲状腺がんと告知され、その子にもその親御さんにも一時の絶望を突き付ける現実は本当に県民のため、福島の子どもたちのためになっているのか分かりませんでした。

　そう強く思うのには理由があります。それは、甲状腺がんで亡くなってしまう人は少ないという統計やエビデンスが出ているからです。がんを早期に発見して早期に治療しなければならないという一般的な認識からすれば少し不思議に感じました。しかし、甲状腺がんとして診断されてもその後定期的に経過観察をして何十年とそのまま生活している方がたくさんいます。そのような事実を知れば、なおさら 10 代の子供たちが甲状腺がんとして診断を受けてしまうことが医療として為すべきことなのかと考えるようになりました。

　しかし、甲状腺検査は、前述したように「注目度の高い社会的に重要な事業である」という大義名分があります。甲状腺検査は止まることを許されないとでも言うように、国や県からの多額の基金が無限の燃料のように投入されていました。ブレーキを持たない蒸気機関車に延々とその燃料はくべられているようでした。

　走り続ける甲状腺検査の事業としての姿には、いつの頃からか恐怖を覚えるようになりました。そして、多くの公金が投入されている事業であるにもかかわらず、子どもたちを蝕んでいるようにしか見えなくなりました。子どもたちは甲状腺検査のシステムにほぼ自動的に乗せられます。そのシステム上では必要最小限の説明しかされず、子どもたち本人からすれば説明を受けたかどうかも判断ができないままに、最悪の場合「あなたは甲状腺がんです」と伝えられます。

　がんと伝えられた子どもは手術を受けるための別システムに乗せられてしま

い、多くの場合は手術を受けることがほとんどです。そこには、何も分からないままに検査を受けてしまったことを後悔する子もいるのです。がんと診断されれば、死と直結してしまう子もいたっておかしくはありません。そのことを思えば、過剰診断に直結する検査は、もしかして子どもたちに「恐怖の宣告」をしているのかもしれないと考えるようになりました。

　甲状腺検査の継続の必要性は誰が判断するのか、それは甲状腺検査を進める側の人間ではなく、甲状腺検査を受ける子どもたちです。子どもたちは震災から10年が経ち、もう十分に判断できる年齢となったと思います。改めて問う必要はあるのではないかと考えます。子どもたちに甲状腺検査を受けたいか、受けたくないのかを直接聞くべきです。

　それは福島の被ばく線量では甲状腺がんのリスクが増えることは考えられないことや、診断される必要のない甲状腺がんと診断される可能性も含めて十分に話をした後です。そしてその時に必要だと求められた声に寄り添うことが、医療者に本当に求められる姿ではないかと思います。

3．甲状腺検査に関するマスメディアの報道

「福島は大丈夫」という声をかき消す

　甲状腺検査に関する初期の報道は、「県や医大は十分な情報を出していない」「説明責任を果たしていない」というものが目立ち、がんが発見されるようになると「福島で甲状腺がんが〇〇人」というものに変わっていきました。検討委員会などで放射線被ばくとの因果が関係は乏しいと考えられることが報告されると、それに対して疑問を呈する、あるいは批判する一部のメディアがありました。これらの放射線被ばくの健康影響は出るに違いないという信念に基づいた報道を行うマスメディアの存在は、「福島は大丈夫」という情報や見解を報道するメディアの声をかき消してしまうほど強い時期もありました。

　そのような背景もあるのか、放射線のリスクは低いという報道はあまりされない、あるいは報道されても扱いが小さいという状況が生まれていたように思います。このため、福島の甲状腺検査では過剰診断が生じているという指摘を報道するメディアは、一部の報道以外、ほとんどないといってもいい状況が続きました。過剰診断を報道することは、被ばくの影響を隠している、あるいは

ないものにしている誤った考えや報道であると批判されることが多かったから
だと思います。

　もちろん、科学的には過剰診断と放射線の影響は別の問題で、放射線の影響
が見られる場合でもスクリーニングを行えば過剰診断も生じ、放射線の影響が
見られない場合でもスクリーニングを行えばやはり過剰診断は生じるというこ
とです。そのため住民の不利益をできるだけ少なくして放射線の影響も検討す
るためには、スクリーニングを行わず、また日常診療においても過剰診断の甲
状腺がんが検出されることを考慮し、それらを補正して全国のがん登録利用す
ることが重要であることが、この甲状腺検査を通じて分かったことの一つです。
そして、不安に応えるのは、現在のような悉皆的なスクリーニング検査やそれ
を補助するためのこころのサポートではなく、お一人お一人の不安に真摯に対
応することが、本当は望まれていたことが分かってきました。

　そのような状況に対し、過剰診断について科学的な報道をするメディアも出
てきています。被災者のことを思って、誠実に真実を伝えるジャーナリストや
それに協力されている方々の勇気ある姿に心打たれました。それに対して今も
なお、放射線被ばくの健康影響が出るべきだというある種の「正義感」に基づ
いた報道を行うメディアも存在します。

「両論併記」という常道

　その狭間で多くのメディアは「両論併記」をすることが常道になっているよ
うに見受けられます。科学では０％、100％はありませんから、可能性の低さ、
高さで議論を進めます。例えば福島の放射線被ばくで甲状腺がんが増える可能
性は非常に低い、つまり０％に近いわけです。しかし、両論併記で記載すると
50％：50％に近いと感じられる記載になってしまいます。そしてこれが「放射
線の影響はわからない」となって住民に伝わってしまうのです。

　少数意見も尊重すべきですし、公正な報道がメディアの生命線であることは
理解しています。しかし、甲状腺がんがたくさん見つかっている理由が、科学
的な解析に基づいて放射線被ばくの影響であると考える科学者は非常に少ない
にも関わらず、過剰診断が生じているという考えと対等に両論併記すること
で、放射線被ばくによるものなのか、検査を行ったことによる過剰診断を多く
含むスクリーニング効果なのか、50％：50％で意見が分かれている、あるいは

50％は放射線の影響によるがんと、受け取られてしまっています。

　このような状況は、サイレントマジョリティである福島の住民の多くが正しく甲状腺検査の結果を判断することを困難にしますし、さらに、検査を受診するかどうかを自由に選択することにも大きく影響します。

４．現場からのボトムアップで巨大事業の過剰診断は抑制できるのか

　2015年４月、甲状腺検査２巡目の途中から、筆者らは甲状腺検査の運営に携わる責任者となり、今まで述べてきたような取り組みを行いました。その取り組みの根底にあったのは、それまでの検査が甲状腺検査の目的である「住民の健康の見守り」としては不十分であり、かえって不安を与えている状況を改善したいということと、過剰診断をできるだけ減らすような検査の方法に変更することの大きく２点でした。

改善できない仕組みと保身

　これらの取り組みに対し、2017年頃から福島医大や福島県、場合によっては環境省から抑制がかかることが多くなってきました。福島医大は委託されて甲状腺検査を行っている立場です。そのため直接的な指示ではありませんが、福島医大の内部にいる人間が、検査のあり方を評価したり、問題点を指摘することは適切でない、との強い意志が働いている様子がうかがえました。

　明らかにマイナスが生じている事象に対し、それを改善できないという仕組みは問題ですし、そもそも現在の甲状腺検査のやり方は福島県が考案して指示した方法ではなく、甲状腺がんのスクリーニングに関するエビデンスや勧告がまだない中、福島医大の内部で議論され、県に提案された方法です。

　一方で、研究のデザインに関わる検査の方法を変えることによって、放射線の健康影響に関する学術的な最前線としてのポジションが低下し、国や県などの失望を招くことを恐れる保身的な動機もあると思われます。

　また過剰診断を認めたくない専門家やメディアがいる現状で、それに迎合しがちになることもあると思います。執行部がそのような判断をしている場合、それに納得がいく説明がなくとも、その組織の現場の構成員は従わざるをえないという面も確かにあります。

科学的な議論の限界

　筆者らは現場でできる工夫と上述した送付書類の一部変更以外は、3巡目も同じ方法で検査を続けながら、あきらめずに過剰診断に関する問題を、科学的なエビデンスとして、一部は論文として抵抗にあいながらも投稿し、それらが科学論文として出版されました。[*1,2]この問題の多くは、本来はエビデンスが出る前に改善すべき範疇のことではないかと思いますが、組織や第三者の検討委員会のコンセンサスを得て、改善していくには回り道のようですが、科学の力に頼るしかありませんでした。

　また、検査の説明に関することは説明資料の改善などで、検査の同意書の不備については検討委員会などの議論に期待して、繰り返し議論、提案などをその後も行いました。過剰診断を抑制できない、問題があると考えられる方法で甲状腺検査を運営しながら行うこれらの活動は、苦しいことではありましたが、原発事故という経験を余儀なくされた子どもや若い人たちが、一生診断される必要のない甲状腺がんと診断されるという理不尽を、4巡目、遅くとも5巡目からは改善したいと考えていました。しかし、先述したように2018年4月から、筆者らは甲状腺検査の担当から外されたため、その実現は遠のいてしまいました。

　そして2018年度は健康コミュニケーション室という県民健康調査に関連する住民とのコミュニケーションに関する担当とされました。そこで公共施設等で行われる甲状腺検査の事前説明に過剰診断の説明を行う取り組みを開始しました。また、学校検査の倫理的問題を指摘する論文を再度投稿しようと審査を申請しました。第4章の4節で述べたWHO/IARCの提言は、学内で筆者らが行っていた説明と同様な趣旨の内容で、しかもIARCの提言の勧告1はより明確に甲状腺がんの集団スクリーニングは原発事故後も行っていけないというものでした。[*3]

　また、その前年のヨーロッパのSHAMISENプロジェクトの提言も、筆者らの考え方とかなり近いものでした。[*4]そして2021年、国連科学委員会UNSCEARは線量の再評価を行い、甲状腺がんの多発見は過剰診断によると報告しています。[*5]

　さらに、検討委員の津金先生、稲葉俊哉先生、髙野先生、評価部会員の渋谷

先生、祖父江先生のご提案も、学内での筆者らの提案と共通するものでした。もちろん現在の検査を継続するという意見の検討委員も複数おられます。しかし、そのように発言されていた検討委員であった元福島大学副学長の清水修二先生も、その後の経過をよく検討し、少なくとも学校検査は廃止するように提言されています。[*6]

　しかし、それらの潮流と逆行して、2018年から2019年にかけて様々な甲状腺検査に関する会議、実務からそのような提案やエビデンスを上げることが排除される状況が続き、2019年になると筆者らは甲状腺検査の実務から外されただけではなく、国際的な関連組織との会議での発表の突然の中止命令を受けたり、IAEAの福島医大側の委員の解任、県民健康調査の部門長や実施本部委員などの解任が相次ぎました。最終的に所属していた講座の存続が危ぶまれる状況にまで陥り、お引き受けしていた学会の全国大会も開催できなくなり多くの方にご迷惑をおかけすることになりました。

大学を離れて

　筆者らは福島医大の中では、あるべき医学・医療を行うことも、学生に原子力災害下に生じた過剰診断の問題も含む医学教育をすることも、問題を解決する研究をすることもほとんどできなくなりました。特に甲状腺検査を「いいもの」に変えることの実現は不可能となり、残念ですが福島医大を去って活動することを決心し、2019年度いっぱいで退職することになりました。

　福島医大には、福島県の多くの医療・保健の問題の解決に向けて、現場で日夜懸命に働いている同僚がたくさんいます。その中に、もちろん甲状腺検査に対して、筆者らと同じように考えている人がほかにいないわけではありません。しかしこの数年のような状況では、受診者に接する中で明確になった課題を解決するためにボトムアップからの改善をめざす意思表示はしにくいだろうと思います。

　意見や考えが違う場合、トップダウンで決めなければいけないこともあると思われます。著者らも過剰診断が問題と気づいてその改善を提案してきましたが、5年間以上現状維持の方針に従って業務してきました。しかしこれだけ問題が明らかになり、エビデンスも出ているにもかかわらず、自由に議論して大きな方針に対する提案をすることができないのはどうでしょうか。

もし同じ事実に対する科学的な見方が学内で分かれた場合は、それぞれの意見を論文に投稿して、第三者の科学的な評価を参考に判断することもできるはずです。そして重要な問題であれば国際機関などの提言も参考にするといった方法とそれを可能にする体制が、学問の府である大学の本来あるべき姿だと思います。

　大震災と原発事故を、福島の方々は被災者でありながら少しずつ乗り越えてきました。福島医大が県より受託した県民健康調査も甲状腺検査も、多くの仲間と、県民のためになるように力を合わせて担当してきました。だからこそ受診者に多くのマイナスが及ぶ過剰診断は、大学の力を合わせてできるだけ早くよい方向に転換できるようにすべきと、頑張ってきました。しかし現状はここで述べたように厳しい状況です。何も知らず検査を受けて、過剰診断などで傷ついた若者たちを少しでも支援できるように、大学を離れたからこそできることもありますので、微力ですがこれからも努力したいと考えています。

参考文献

＊1　Midorikawa S, *et al.* Comparative analysis of the growth pattern of thyroid cancer in young patients screened by ultrasonography in Japan after a nuclear accident: The Fukushima Health Management Survey. *JAMA Otolaryngol Head Neck Surg* 144:57–63, 2018.

＊2　Ohtsuru A, *et al.* Incidence of thyroid cancer among children and young adults in Fukushima, Japan, screened with 2 rounds of ultrasonography within 5 years of the 2011 Fukushima Daiichi Nuclear Power Station accident. *JAMA Otolaryngol Head Neck Surg* 145:4–11, 2019.

＊3　Togawa K, *et al.* Long-term strategies for thyroid health monitoring after nuclear accidents: recommendations from an Expert Group convened by IARC. *Lancet Oncol* 19:1280-1283, 2018.

＊4　Clero E, *et al.* Lessons learned from Chernobyl and Fukushima on thyroid cancer screening and recommendations in case of a future nuclear accident. *Environ Int* 146:106230, 2021.

＊5　UNSCEAR 2020 REPORT: Levels and effects of radiation exposure due to the accident at the Fukushima Daiichi Nuclear Power Station: implications of information published since the UNSCEAR 2013 Report.

＊6　毎日新聞　2021 年 3 月 10 日　「原発事故、根深い差別　「被ばく者」のレッテル、懸念　清水修二・福島大名誉教授に聞く／福島」.
https://mainichi.jp/articles/20210310/ddl/k07/040/035000c

（緑川 早苗・大津留 晶）

第6章

甲状腺検査をどうしたらいいのか

　ここまで、甲状腺がんとはどんながんなのか、症状の出ていない甲状腺がんをエコーで発見すると起きると言われる過剰診断とはなにか、そして甲状腺検査はどのように行われているのかを専門家の皆さんの解説で見てきました。

　この章を担当する菊池は医師でもなければ甲状腺の専門家でもなく、専門は物理学なのですが、福島で行われている甲状腺検査は中止するほうがいいと機会があるごとに提言しています。この甲状腺検査には倫理的な問題があると考えるからです。

第1節　甲状腺検査を続けていいのだろうか

1．はじめに

　本題にはいる前にぜひ頭に入れておいて欲しいことがあります。甲状腺検査が行われたのは東京電力福島第一原子力発電所事故にともなう放射能汚染があったからです。そして、その主な責任は国と東京電力にあると言っていいでしょう。でも、事故そのものと放射能汚染の程度や人体への放射線影響の有無とは分けて考えてください。「原発事故が起きたのだから放射線による健康被害があるはずだ」と先入観を持つのはいいことではありません。それどころか一部には、原子力発電をやめさせるためには福島で「健康被害が出るべきだ」と願っているかのような極端な考えの人たちも見かけます。そういった人たちは何がなんでも原発事故で甲状腺がんが増えたことにしたいようです。でも、福島の人たちを自分たちの運動や理想のために利用しようというのは誤った考えです。

　大規模な原発事故は確かに起きてしまいました。でも、甲状腺がんについて

は国連科学委員会（UNSCEAR）が「放射線被ばくの推定値から推測されうる甲状腺がんの発生を評価し、子どもたちや胎内被ばくした子どもを含む、対象としたいずれの年齢層においても甲状腺がんの発生は見られそうにないと結論付けた」とまとめています。*1 これは 2020 年報告書のプレスリリースからの引用ですが、2013 年に最初に出された報告書から基本的な見解は変わっておらず、むしろデータが蓄積されて被曝量の推定値が下がり、甲状腺がんが増える可能性は以前の報告書よりさらに低くなっています。もちろん甲状腺がんが全く増えないとは言い切れないけれども、万が一（あくまでも万が一です）増えるとしても、それが数字としては表れない程度と考えられています。

　また、長期的視点での原発の是非と健康影響の問題も切り離してください。エネルギーや原発のありかたについては人それぞれに考えがあると思います。それはそれで別の機会に議論しましょう。

2．見えていた問題

　2011 年 3 月 11 日に東日本大震災が発生し、津波の被害を受けた東電福島第一原発で大規模な放射能漏洩事故が起きました。数日の間に 3 機の原発建屋で水素爆発が起きたというまさに前代未聞の大事故で、この時に放出された放射性物質の量は 1986 年に起きたあのチェルノブイリ原発事故の 7 分の 1 ほどという膨大なものでした。そのため、たくさんの人々が放射線の影響を心配しました。福島では実際に避難を余儀なくされた地域があり、10 年が過ぎた今も原発に近い一部の地域では避難指示が解除されていません。

　僕は物理学を教えているので、事故直後からいろいろな人に頼まれて放射線の勉強会を開いたりしていたのですが、しばらくすると、どうやら世の中には「内容がまともで、しかも理系の人でなくても（中学校の理科の知識くらいで）読める放射線の本」が足りないらしいことに気づきました。書店の棚を見ても、まともな内容の本はわりと難しめに書かれていて、逆に一見やさしく書かれた本には内容がでたらめなものが目立ちました。そういう放射能デマの本は人々を放射能の恐怖で脅すばかりで、社会にとっては害悪でしかありません。

　そこで、ミュージシャンの小峰公子さん、マンガ家のおかざき真里さんと作ったのが対話形式の『いちから聞きたい放射線のほんとう』でした。*2

東電原発事故から３年後に出たその本の中で甲状腺検査も取り上げました。後で説明する先行検査が３分の２ほど進んでおり、すでに30人ほどの子どもたちに甲状腺がんが見つかっていました。これは異常に多いと言うべき数です。『いちから』から少し抜粋しますが、その時点での僕たちの書き方にはまだちょっと迷いがあります。

　まず、発見された甲状腺がんについては「ほぼ間違いなく被ばくとは関係ない」と書きました。それは放射線影響が現れるにはまだ時期が早すぎたからです。そして、福島の人たちの放射線被曝量は少ないと推定されていたことを根拠に「甲状腺がんは増えないだろうと考えられている」と書いたのですが、「被ばくの影響で甲状腺がんが増えているかどうかはっきりするのは数年後になるだろう」とも付け加えました。今にして思うと、増えているかどうかこの甲状腺検査では分からないはずだし、それに気づいているべきでした。

　それでも、さらに「がんを発見するためのテストが優秀すぎるので、すぐに治療しなくていいがんまで発見してしまい、検査に伴うリスクのほうが大きいと指摘する人もいる」と書きました。甲状腺検査そのものの危険性に触れた出版物はこれが初めてだと思います。

　実はこの検査のリスクの話は原稿もほとんど最終稿に近い2013年11月に書き足したもので、それより前の原稿ではむしろ「甲状腺検査をしてがんを早期発見・早期治療するのはいいことだ」という書き方をしていました。僕たちも多くの人たちと同様、がんには早期発見・早期治療がだいじだという思い込みにとらわれていたのです。

　この方向転換はインターネットでの議論がもとになっています。つまり、甲状腺検査そのものが何かしら危ういものをはらんでいるのではないかという懸念は、2013年中には甲状腺の専門家ではない僕たちにもネットを通じて共有されるようになっていたのです。福島の子どもたちへの甲状腺検査が始まったのが2011年10月でしたから、検査開始から２年以内に問題点は見えてきていたのだと言っていいでしょう。

　その問題点とは何か。本書をここまでお読みになった方はすでにお分かりでしょう。いちばん大きな問題は過剰診断、つまり、死ぬまで症状をあらわさないような無症状のがんを検査で発見してしまうことです。そのようながんを手

術するのが害であるのは明らかです。誤解しやすい点なので改めて思い出しておくと、過剰診断は誤診ではありません。確かに甲状腺にがん細胞はあるにもかかわらず、それが症状としてあらわれることはない、そんながんを見つけてしまうことです。

あるいは過剰診断ではなくいつかは症状をあらわすのだけれども、それが何十年も先であるようながんを超早期に発見してしまっている場合もあるかもしれません。でも、甲状腺がんを症状が出ないうちに早期発見・早期治療するのが有効だという科学的な根拠はなく、これもまた受診者の利益にはならず害になる可能性が高いのです。そして、甲状腺がんのほとんどを占める乳頭がんは進行がとても遅いためにそのような害が起きやすく、症状がない人への検診は推奨されません。

それにもかかわらず、検査開始から既に10年が経とうとする今も福島での検査は続けられています。どういうことでしょうか。そしてこれからどうするべきでしょうか。

3. 甲状腺検査で見つかったこと

チェルノブイリ原発事故では大規模な放射能汚染が起きたため、その健康影響が詳しく調べられました。その結果、事故の収束作業にあたった作業員の方々の大量被曝による被害（亡くなった人たちもいます）を別にすると、一般の人々への被曝による直接の健康影響として確認されたのは子どもの甲状腺がんが増えたことでした。[*3]

もちろん、避難にともなう精神的な影響など、ほかにもさまざまな被害は出たのですが、放射線被曝の影響がはっきりしているのはこれだけです。甲状腺がんが増えた理由は、子どもたちが放射性ヨウ素で汚染された牛乳を飲んだためと考えられています。放射性ヨウ素は甲状腺に集まり、内部被曝を引き起こして、甲状腺がんの原因になるのです。

そこで、東電原発事故でも子どもの甲状腺がんが真っ先に心配されました。放射性ヨウ素（ヨウ素131）は半減期が8日と短く、原発事故から2か月も経てばほとんどなくなってしまうので、事故直後にどれだけの放射性ヨウ素を摂

取したかが問題です。実測データがあまりなく（これについては今も批判されています）、主に推測に頼ることになりますが、日本ではチェルノブイリ原発事故と違って汚染された牛乳が流通しなかったこともあり、甲状腺被曝量は少なかったというのが今のコンセンサスです[*1]。それでもやはり甲状腺がんを心配する声が多かったので、子どもたちの甲状腺検査が計画されました。

　それは原発事故が起きた時点で18歳以下だった福島県内の子どもたち38万人全員の甲状腺を継続的に高精度の超音波エコーで調べようという世界に前例のない大調査でした。では、その検査で甲状腺がんについてこれまでに何がわかったのでしょうか。それを簡単に振り返っておきましょう。大前提として、このような大規模な検査をせずに自然に任せていれば、子どもの甲状腺がんは年間に100万人あたりわずか数人しか発見されないことを確認しておきましょう。福島県なら年にひとりいるかいないかでしょう。これには、症状があって診察を受ける場合と別の病気の検査でたまたま見つかる場合があります。

　この甲状腺検査は1回目が「先行検査」、2回目からが「本格検査」と呼ばれています。先行検査と名付けられたのは、原発事故から3年で終える予定だったので、万が一将来的に放射線被曝の影響が出るとしても1回目の検査の時点では影響は現れないはずだと考えられたからです。

　ところが、放射線の影響が出ないはずのこの先行検査でたくさんの甲状腺がんが発見されました。最初にひとりのがんが報告されたのは、検査開始から1年弱が経った2012年9月の県民健康調査検討委員会（以下、委員会と書きます）[*4]でした。この時点で甲状腺エコーを受けた人はまだ8万人程度でしたから、ひとりでも発見されたのは相当に予想外のできごとだったはずです。

　そして検査の人数を重ねるにつれて発見されるがんはどんどん増え、最終的には30万人が先行検査を受けて、そのうち102人のがんが確定しました。確定というのは、手術を受けて間違いなくがんだと確かめられたという意味です。つまり、それだけの子どもたちが手術を受けたのです。しかも、この子どもたちには症状がありませんでした。

　予想の何十倍もの甲状腺がんが見つかりました。これをどう考えればいいでしょう。時期が早いので放射線の影響は考えづらいですが、もしこれが放射線の影響だとしたら、たくさん被曝するほどがんのリスクは高くなるので、被曝

量に応じてがんの発生率が変わるはずです。

　さて、福島県はとても大きな県で、海側から内陸に向かって大きく浜通り・中通り・会津地方の３つに分けられます。原発が立地していたのは浜通りで、津波の被害も大きかった地域ですし、もちろん原発の近くは放射性物質でひどく汚染されました。また、風向きの関係で中通りでも広い範囲が汚染されてしまいました。それに対して、内陸の会津地方はそれほど汚染されず、放射性物質の影響はほぼないと考えられます。つまり、地域による違いを調べれば、被曝量との関係を推測できるはずです。ではそれで放射線の影響がわかったでしょうか。

　例えば、会津地方の中心的な都市である会津若松市での先行検査の結果を見てみましょう。ここでは受診者が１万5235人だったのに対して「悪性または悪性疑い」（つまり甲状腺がんまたはその疑い）が７人でした。これをそのまま100万人あたりに直してしまうと460人と膨大な数になります。もちろん、単純に100万人あたりにした数をそのままうのみにしてはいけないのですが、約１万５千人の中からひとりでも見つかれば多すぎるのですから、この７人というのがとんでもない数であることは間違いありません。放射線被曝と関係のない甲状腺がんが膨大に発見されたのは明らかです。つまり、全国どこで甲状腺エコーをしても、甲状腺がんが数千人にひとりは見つかるはずだということが分かったわけです。

　実際、弘前市・甲府市・長崎市で合計4365人を対象に行われた甲状腺検査（三県調査と呼ばれるこの検査は研究倫理に反していると思います）でもひとりの甲状腺がんが発見されました。[＊5] そのまま100万人あたりに直すと233人とこれも膨大になりますが、先行調査の結果とは統計的に整合しています。

　この先行検査のデータを恣意的に解析して、地域差があると主張した疫学者のグループもいました。[＊6] 彼らは地域差があるから被曝影響が出ているという論文を発表しました。ところが、彼らの主張とは裏腹に、その論文の解析結果を見てもはっきりした地域差はなく、会津地方と中通りで統計的な差は見られません。この論文にはいくつもの反論が書かれて、今では事実上否定されています。

　でも、地域差の有無を考えるより前に、汚染が少なかった会津地方でもたく

さんの甲状腺がんが見つかってしまったことを問題にするべきでした。論文の著者たちは放射線の影響にばかり関心が向いて、もっとだいじなこと、つまり検査を受けた子どもたち一人ひとりの生活まで頭が回らなかったのでしょう。こんな状況で、あるのかないのか分からない程度の地域差の話をしても意味がありません。どの地域でも甲状腺がんは予想よりはるかに多く見つかってしまった。その事実こそが重要です。

　先行検査の結果を受けて 2016 年に出された委員会の「中間取りまとめ」では、発見された甲状腺がんを「総合的に判断して、放射線の影響とは考えにくいと評価する」と結論づけました[*7]。

4．この検査を続けていいのだろうか

　それにもかかわらず、その後も本格検査が続けられて（2021 年現在、本格検査の 4 回目、つまり 5 巡目の検査が行われています）、2021 年 1 月の委員会で報告されたまとめによれば、これまでに「悪性または悪性疑い」と診断された人たちが 252 人、そのうち手術を受けた人は 203 人にのぼっています。つまり「悪性または悪性疑い」と診断されてしまうと、そのうち 5 人に 4 人は手術を受ける結果になるわけです。手術を受けた人たちの中でがんと確定したのは 202 人、その中でもいちばん多い甲状腺乳頭がんが 199 人でした。

　乳頭がんは甲状腺がんの中でももっとも多く見られるもので、先ほども書いたように成長が遅いおとなしいがんであることが知られています。そして、非常に危険度が高い未分化がんは見つかりませんでした。

　発見された甲状腺がんの数は検査が回を重ねるにつれて減ってきているとは言え、合計で 200 人というのはいくらなんでも多すぎます。症状のない子どもたちに検査をしたせいで、たくさんのがんが発見されてしまったのは明らかです。ちなみに、本格検査 1 回目も市町村別の人数が公表されていて、会津若松市でひとりが「悪性または悪性疑い」とされています。

　甲状腺被曝量は少なかったと書きましたが、放射線と無関係な甲状腺がんが膨大に見つかっているので、万が一わずかな放射線影響があったとしても、疫学の方法ではそれを検知できないでしょう。それよりも、200 人もの子どもたちに甲状腺がんの手術が行われたことを問題にしなくてはなりません。こんな

検査を続けていいのでしょうか。もうやめるべきではないでしょうか。

参考文献

＊1　国連科学委員会（UNSCEAR）2020年報告書、同2013年報告書.

https://www.unscear.org/unscear/en/fukushima.html

＊2　菊池誠、小峰公子、おかざき真里『いちから聞きたい放射線のほんとう』筑摩書房, 2014年.

＊3　The Chernobyl accident（国連科学委員会）.

https://www.unscear.org/unscear/en/chernobyl.html

＊4　県民健康調査検討委員会の議事録と資料は福島県のウェブサイトで公開されています。

https://www.pref.fukushima.lg.jp/site/portal/kenkocyosa-kentoiinkai.html

＊5　『甲状腺結節性疾患追跡調査事業結果（速報）について』.

https://www.env.go.jp/press/press.php?serial=17965

＊6　Tsuda T, *et al.* Thyroid Cancer Detection by Ultrasound Among Residents Ages 18 Years and Younger in Fukushima, Japan 2011 to 2014. *Epidemiology* 27: 316-322, 2016.

＊7　『県民健康調査における中間取りまとめ』.

https://www.pref.fukushima.lg.jp/site/portal/kenkocyosa-kentoiinkai-chukantorimatome.html

第2節　甲状腺検査はどうして行われたのだろう

1．甲状腺検査の始まり

　県民健康調査検討委員会の第1回会合は東日本大震災から2か月半後の2011年5月27日に開かれました[1]。その時に配布された資料にはすでに県民健康調査の実施計画書が示されています。震災と原発事故の混乱がまだはじまったばかりという時期に大急ぎでいろいろな計画をたてた人たちがいたのにはほ

んとうに頭が下がります。さて、その実施計画書の中にはいろいろな調査と並んで、「県内の全ての乳幼児から中学生（震災約28万人）は、さらに、甲状腺エコー検査の対象者とする」と書かれています。実際に行われた甲状腺検査とは対象者に高校生が含まれてないという違いはあるものの、とにかくこの時点でもう子ども全員に甲状腺エコー検査をすることは予定されていたわけです。

　6月の第2回委員会では、福島県福祉保健部長が内部被曝の調査と甲状腺検査を行なうことについて、「保護者の不安が非常に強い。福島市や郡山市では空間線量率もほとんど下がらない。言葉は悪いが、一部ヒステリックになっているので、不安を鎮めるのが行政としては非常に重要。サイエンスと安心の、安心の部分。サイエンスとしては余分なことも、安心のためにやらざるを得ない状況」と発言しています。つまり、とにかく早く甲状腺を調べてほしいという声が県にたくさんとどいていたのでしょう。委員会でも、保護者の不安にこたえるために早く検査を始めるという発言が何度かありました。チェルノブイリ原発事故で子どもの甲状腺がんが増えたことは福島の人たちに広く知られていたわけです。東電原発事故後すぐには被曝線量もわかりませんでしたから、不安になるのは無理もない話です。

　ただ、いくらそういう要望がたくさん寄せられたからといって、いきなり全員に甲状腺エコーをするというのは解決策として極端すぎました。たしかに子どもを持つ親の不安にこたえるのは原発事故直後のこの時点でとても重要な課題でしたが、その方法はいろいろありえたはずです。例えば、希望者だけ医療機関で無料で甲状腺検査を受けられる制度を整備するほうが簡単だし、それならすぐにもとりかかれたのではないでしょうか。また、計画の段階ですでに「サイエンスとしては余分」と明言されていたことにも注目しておかなくてはなりません。

　では、その全員エコーの目的はなんだったのでしょう。これについて第2回委員会で福島県立医大の鈴木眞一氏は「生涯にわたり県民の健康を見守るもの」と説明しています。健康を見守るとはどういう意味で、なぜそのために子ども全員の甲状腺エコーが必要なのか、それをきちんと説明した発言は見あたりません。第3回委員会で配布された資料には「チェルノブイリで唯一明らかにされたのが、放射性ヨウ素の内部被ばくによる小児の甲状腺がんの増加であったことから、甲状腺の長期健康管理に関しては多くの保護者の関心の一つとなっ

ています。原発事故後の県民の健康を管理するにあたり、安心していただくことが重要となります。また、チェルノブイリでは事故後4〜5年後に甲状腺がんの増加を認めたことから、安全域を入れ3〜4年後からの18歳以下の全県民調査を予定しております」「このように、現時点での子どもたちの健康管理の基本として、甲状腺の状態をご理解していただくことが、安心につながるものと考えております。そのため、本年度から甲状腺超音波診断の先行調査を開始することとします」とあります。

　でも、この文章を見ても、何を言いたいのか理解しづらいのではないでしょうか。なぜ一足飛びに18歳以下全員の甲状腺エコーという極端な結論になったのかは説明されていませんし、なぜ先行検査が必要なのかもわかりません。それなのに、委員会での議論はこのまま、あたかもそれが当然であるかのように進みます。ちなみに、この文章はのちに福島県立医大の倫理審査に提出されたものとほぼ同じです。

2．子どもたちはどういう説明を受けていたのか

　では、検査の対象になる子どもたちとその親は先行検査についてどんな説明を受けていたのでしょうか。検査の目的や検査を受けることによる利益と害とをきちんと対象者に説明することをインフォームド・コンセントと言います。検査に限らず、今は医療全般にインフォームド・コンセントが欠かせないものとなっています。受診者や患者が正確な情報に基づいて検査や治療を受けるかどうかを自分で決めるのがだいじだからです。

　この甲状腺検査では対象者にパンフレットが配布されました。これがインフォームド・コンセントに当たります。[*2] そこにはまず大前提として、「今回の事故が原因で甲状腺に影響がでる可能性は低いと考えられます」と書かれています。その上で、「甲状腺検査の目的は？　生涯にわたり皆様の健康を見守ります」という見出しのあと、次のように説明されています。「万一、将来甲状腺に異常が見つかったとしても、それが原発事故の放射線影響で起きたものか、もともと存在したのかは、原発事故前の甲状腺の状態と比較しないと分かりません。チェルノブイリ事故の知見から、甲状腺に、事故による放射線の影響が出てくるのは4〜5年後とされています。現在の1次検査はその間に皆様の甲

状腺の状態を把握いただくことを意味しており、先行検査と呼びます。このデータは平成26（2014）年度以降定期的に行われる本格検査の際に比較する基礎データとなります。『先行検査』『本格検査』はセットで行うことで意味を持つ大切な検査です」

　これを読んだ人はどう思ったでしょう。まず、将来甲状腺に何か異常が見つかったらそれは放射線のせいだと考えるのではないでしょうか。でも、それは違います。先行検査で何も見つからず、本格検査で何かが見つかったとしても、それが放射線の影響かどうかはわかりません。先行検査では見られなかったのう胞が放射線と関係なく自然にできて次の検査で見つかるといったことはいくらでも考えられます。ところが、この説明をうのみにすると、それが放射線のせいだと思いこんでしまうでしょう。これは相当に罪深い説明です。

　一人ひとりの甲状腺については、もし先行検査と本格検査に何か違いが出たとしても、それが放射線の影響かどうかわかりません。ところが、いろんな年齢のたくさんの人たちのデータを繰り返し集めれば、全体としての変化の傾向はわかってきます。「定期的に行われる本格検査の際に比較する基礎データとなります」とはこの検査が全体的な傾向を見るための基礎データになるという意味でしょう。でも、このパンフレットをそのように読み取った人はどれくらいいたでしょう。自分の子どものため、あるいは自分自身のためになると思ったから検査を受けた人がほとんどだったのではないでしょうか。

　さらに、このパンフレットには「1次検査のメリット」という項目もあって、「早期発見・早期治療に貢献します」とはっきり書いてあります。その後の説明は「今回のように高い精度でスクリーニング検査を行うと、自覚症状が出現する前の、早期の小児甲状腺がんが発見される可能性があります。通常はまだ診断される前の状態で、小児甲状腺がんと診断される方も出てくることがあるということです。これは早期発見、早期治療にもつながります」となっています。これはとてもまずい文章です。なぜなら、症状のない甲状腺がんを早期発見・早期治療するのがいいことだといえる科学的根拠はないからです。

　その上、だめ押しのように「一般的には、5年に1度でも十分早期発見が可能な検査間隔と考えられています」とまで書いてあります。これでは5年に1度くらいは甲状腺エコーをするほうがいいと思われてしまいそうです。でも、日本中どこを探しても子どもに定期的に甲状腺エコーをしているところなどあ

りません。

　もちろん、検査を実施する側は本気で無症状の甲状腺がんにも早期発見・早期治療が効果的だと考えていたのでしょう。もしそれが正しいのなら、検査することにはなんの問題もありません。万が一、先行検査で無症状の甲状腺がんが見つかっても治療すればいいだけです。放射線の影響だろうがそうでなかろうが、「早く見つかってよかった」となります。でも、残念ながらそれには科学的根拠はありませんでした。このパンフレットは誤りに満ちています。

　検査を受ける人たちは正しい情報を与えられておらず、誤って「自分の（あるいは自分の子どもの）ために検査を受けるべきだ」と思いこまされていたといえるでしょう。

3．ベースラインってなんだろう

　長崎大学を休職して福島県立医大の副学長になられた山下俊一氏が京都大学原子炉実験所教授の山名元氏との対談で興味深い発言をしています。これは 2011 年 10 月に出版された本に載っているので、対談は先行検査が始まる前の8 月くらいでしょうか。そこから引用します。

　「がんには潜伏期があります。今の子供たちががんになるとしたら、5 年から 10 年後です。それまでに、つまり今から 3 〜 4 年のうちに起こるがんは平時のベースラインになるわけです。将来、ベースラインを超えるレベルで発がんが出てくれば、そこに放射線の影響を読み取ることができます。一方で、将来もこのベースラインが変わらなければ、それに越したことはありません」

　ここでは甲状腺がんに限っていないのですが、あきらかに甲状腺がんを念頭に置いて話しているはずです。そして、ここに突然「ベースライン」という言葉が登場します。ベースラインとは放射線影響がない時に自然に発生しているがんの数（あるいは発生率）のことです。つまり、まず先行検査で放射線と関係ないがんがどれくらいあるかを確認して、将来それ以上にがんが増えるかどうかを調べようというわけです。これはさっきのパンフレットよりも相当に踏み込んだ発言です。ベースラインがわかれば、それが将来放射線の影響を調べる基礎になるのは確かです。でも、全体のベースラインがわかったとしても、それは一人ひとりの健康とはまったく関係ありません。山下氏は全体的な放射

線の影響を知るのが目的だと言ってしまっているのです。

　さらに「子どもたちの健康維持が特に重要と考えましたから、18歳以下の子供たち36万人に対しては、定期的な甲状腺の超音波診断をやる」「実は福島県を日本一の長寿県にしよう、というのが私たちの密かな願いです。長寿県というのは、発生確率が下がるということではなく、早期診断によって治療効率が上がるということです」とも発言しています。山下氏も本気で甲状腺がんを早期発見するのがいいことだと信じていたようです。甲状腺がんも早期発見できる上にベースラインも分かるし、甲状腺検査はいいことづくめだと考えていたのでしょう。それでも、真っ先にベースラインという話が出てくるのは問題です。第一に考えるべきなのは子どもたち一人ひとりの健康であって、放射線の影響を知るためのベースラインではなかったはずです。

　ところが、ベースラインを調べるのが先行検査の主目的だと言い切っている文献もあります。それは専門誌に掲載された英語の論文でした。なるべく忠実に訳すと、論文のタイトルは『福島における甲状腺超音波検査の手順と予備的なベースライン調査結果』[*4]となるでしょうか。鈴木・山下両氏を始めとする福島県立医大の研究者13人が著者として名前を連ねています（実は本書の共著者である緑川・大津留両氏も著者です）。この論文は出版こそ2016年なのですが、先行検査が行われた経緯と手順、そして最初の年の検査結果を説明したものです。そこにはこのように書かれています。「この検査の第一の目的は福島の子どもたちの甲状腺結節とがんのベースライン率を評価することである。というのは、それに関する情報はまだないからである」

　こういう論文が英語でだけ発表されているのは問題です。福島県立医大放射線医学県民健康管理センターのウェブサイトに日本語の要約が掲載されてはいるものの、上に書いた「第一の目的」には全く触れられていませんし、それどころか日本語訳されたタイトルからは「ベースライン」という言葉すら省かれています。これでは意図的に省いたのではないかと疑いたくなります。

　余談になりますが、甲状腺検査に限らず、県民健康調査で得られたデータを使って英語で論文を書いたら、その完全な日本語訳をすぐに一般の人たち、特に調査対象になった人たちに読めるように日本語でも公開するのはこのデータを使って論文を書く研究者の義務ではないでしょうか。データを解析した結果

はすぐに当事者である福島県民に公開しなくてはならないはずです。

　さらに鈴木氏は 2018 年の日本語論文でも「福島原発事故後の放射線の影響に対する小児甲状腺がんの発生増加の懸念は，多くの専門家だけでなく，非専門家などの一般国民の多くが持っていたことは間違いないと思われていた。従って，小児（若年者）甲状腺がんが増加するのかしないのかを検証することが必要である，と考え実施に踏み切った」[*5] と書いています。

　ベースラインとか甲状腺がんが増加するかしないとかというのは疫学調査です。上の鈴木氏の文章を読んでいただくとわかりますが、もはや一人ひとりの健康を見守ることではなく、疫学調査によって専門家や一般国民の懸念に応えることが目的になってしまっています。もちろん、受ける人に利益のある検査ならそのついでに疫学データを取ってもかまわないのですが、主目的が疫学調査というのでは話が違いますし、まして受ける人に利益がない検査を疫学目的でやるわけにはいきません。でも、疫学調査が主目的だったのだとすれば、全員エコーという計画の意味は理解できます。

　この検査は人間を対象とする検査なので倫理審査が必要です。福島県立医大に検査の許可申請書が出されたのは 2011 年 8 月 24 日、研究課題は『県民健康管理調査の一環としての福島県居住小児に対する甲状腺検査』[*6] です。そこに書かれた研究目的は委員会で示されたものとほとんど同じで、正直何を言っているかよく分からないのですが、最後に「そこで、本研究では、小児健康調査の基礎情報収集を行うことを目的とします」と書かれています。疫学研究だと思えばたしかに意味は通ります。でも、疫学調査が主目的だとも書かれてはいません。この書類でよく倫理審査を通したものだと呆れてしまいます。福島県立医大の倫理審査は形式だけのようです。

　とにかく、先行検査の目的が県民健康調査検討委員会での説明とパンフレットと山下氏の発言や鈴木氏の論文とで一貫していないのはあきらかです。特に、実際に検査を受ける子どもたちとその親に検査の意図が正しく伝えられていなかったのは大きな問題です。パンフレットは最近になって改訂されて大きく変わりました。それについては次の節で取り上げます。

　結局、子どもを持つ親の不安にこたえるためとして計画されたはずの甲状腺

検査は、早い段階で「子どもたち全員への甲状腺エコー」という世界に前例を見ない大検査計画になり、先行検査の目的は甲状腺への放射線影響を調べるためのベースライン調査に変質してしまったと考えられます。ここでは先行検査を中心に見てきましたが、もちろんそうなると、その後の本格検査でも放射線影響の有無や子どもの甲状腺異常の分布を調べる疫学調査の面が大きかったことは明らかです。だからこそ、甲状腺検査の結果も「異常なし」と「要精密検査」のふたつではなく、A1、A2、B、Cと細かく分けられたのでしょうし、受診率の低下を心配する声が今も委員会で上がるのです。

　先行検査の「中間取りまとめ」にも「放射線の影響の可能性は小さいとはいえ現段階ではまだ完全に否定できず、影響評価のためには長期にわたる情報の集積が不可欠であるため、検査を受けることによる不利益についても丁寧に説明しながら、今後も甲状腺検査を継続していくべきである」と書かれました。しかし、それが結果として200人もの手術につながったのですから、大変な問題です。

参考文献

＊1　県民健康調査検討委員会の議事録と資料は福島県のウェブサイトで公開されています。

https://www.pref.fukushima.lg.jp/site/portal/kenkocyosa-kentoiinkai.html

＊2　『甲状腺検査について』.

https://www.pref.fukushima.lg.jp/uploaded/attachment/6470.pdf

＊3　山名元『放射能の真実』日本電気協会新聞部, 118頁, 2011年.

＊4　Suzuki s, *et al.* The protocol and preliminary baseline survey results of the thyroid ultrasound examination in Fukushima. ***Endocrine J*** 63:315-332, 2016.

＊5　鈴木眞一「検診発見での甲状腺癌の取り扱い　手術の適応」内分泌甲状腺外会誌 35: 70-76, 2018.

＊6　倫理審査の申請書は情報公開クリアリングハウスという組織が情報開示請求によって入手、公開しています。ここではそれを参照させてもらいました。

https://clearing-house.org/?p=615

第3節　この甲状腺検査は
　　　　倫理に反しているのではないだろうか

1．治療の基準は？

　「過剰診断」という言葉は 2014 年 5 月の委員会で話題になっています。この頃、世界的にも甲状腺エコーの過剰診断が大きな問題になってきました。鈴木氏は 2018 年に「甲状腺検診を実施するとスクリーニング効果から一度に多くの症例が発見されるが，過剰診断にならないように，検診の基準を設定した」と書いています^{＊1}。これを読むと、日本内分泌外科学会と日本甲状腺外科学会が共同で作っている『甲状腺腫瘍診療ガイドライン』を参考にしつつ、手術するかどうかはガイドラインよりも厳しめに決めたようです。その結果、それまでに手術したうちの 72％にはリンパ節転移が、また周囲の組織への浸潤は 47％にあったと報告しています^{＊2}。転移や浸潤があったのだからほとんどすべては必要な手術だったという主張です。そしてこれをもとに「治療した甲状腺がん例も過剰診断・治療が無いとまでは言えないが、極めて限定的であり、『甲状腺検査』が有害とは言えない」とまとめています。

　でも、手術するかどうかを厳しく決めたはずなのに、前述の通り、がんの疑いがあれば結局は 5 人に 4 人は手術を受けることになってしまいます。これはどういうことでしょう。そもそも過剰診断かどうかはそれぞれのがんを見ても判定できず、統計的にしかわかりません。実際、アメリカや韓国では統計データから過剰診断の発生がわかりました^{＊3,4}。だから、鈴木氏が言っていることはちょっとおかしいのです。特に甲状腺がんの場合、過剰診断にならないように手術対象を選ぶのは原理的に無理ではないでしょうか。

　鈴木氏は国際シンポジウムの報告を「事故後の福島における甲状腺がんの増加は、放射線被ばくの影響ではなく、大規模の精密な超音波検査を施行したことによるマススクリーニング効果である。しかしながら、TUE（筆者注：甲状腺検査のこと）は見守りのために、また福島での小児若年者甲状腺がん発症増加のリスクに放射線の影響があるかないかを検討するためにも長期にわたり続けなければならない」と結んでいます。

検査をしたからたくさん見つけたけれども、それらは将来発症するがんなのだから手術は必要だったというわけです。しかし、鈴木氏が言うとおりにほとんどすべて手術が必要ながんだったと考えると相当に奇妙なことになります。それなら全国の子どもたちに同じ検査をすれば相当数の「手術が必要ながん」が見つかるはずです。でも、小児甲状腺がんはこれまで年間100万人あたり数人しか発見されていません。つまり、たくさんの甲状腺がんが症状をあらわさないまま、これまでもずっと全国の子どもたちに隠れていたのです。それを見つけだして手術する必要がはたして本当にあったのでしょうか。

　合理的な解釈は、これらの甲状腺がんのほとんど全ては少なくとも今の時点で手術する必要のないものだった、というものでしょう。リンパ節転移があろうが浸潤があろうがそうなのです。ガイドラインを参照して、それよりさらに厳しく手術するかどうか決めたのは確かでしょう。それでも、手術の多くは当面不必要だったと考えられます。症状のない子どもを30万人もエコーで調べることなど、そもそもガイドラインでは想定されてなかったはずなので、ガイドラインが不適切だったとしても仕方ありません。人類はまだ30万人の甲状腺エコーに対する適切な手術ガイドラインを作れるほどには甲状腺がんのことを知らないのかもしれません。

　先行検査でその時点で存在する甲状腺がんをあらかた見つけてしまったはずなのに本格検査でもたくさん見つかるのは、子どもの甲状腺がんの成長が速いことを意味するようにも思えます。でも、普通の状況では小児甲状腺がんはめったに発見されないのですから、最初は速く進んでもやがて成長しなくなるのでしょう。リンパ節転移や浸潤がある甲状腺乳頭がんを隠し持っている子どもが全国どこを探しても数千人に1人はいて、それは少なくともすぐには手術しなくていいんだと、それが福島の甲状腺検査で分かってしまったことではないでしょうか。その中には最後まで症状をあらわさないはずだったものも相当数含まれていたと考えられます。もしかすると、ほとんどすべてがそうだったかもしれません。

2．説明書は改訂されたものの

　過剰診断の懸念を受けて、2020年に開始された本格検査4回目から新たに

『検査のメリット・デメリット』という文書が配られるようになりました。引^{＊5}
用しましょう。

メリット

(1) 検査で甲状腺に異常がないことが分かれば、放射線の健康影響を心配している方にとって、安心とそれによる生活の質の向上に繋がる可能性があります。

(2) 早期診断・早期治療により、手術合併症リスクや治療に伴う副作用リスク、再発のリスクを低減する可能性があります。

(3) 甲状腺検査の解析により放射線影響の有無に関する情報を本人、家族はもとより県民および県外の皆様にもお伝えすることができます

デメリット

(1) 将来的に症状やがんによる死亡を引き起こさないがんを診断して、治療してしまう可能性があります。

(2) がんまたはがん疑いの病変が早期診断された場合、治療や経過観察の長期化による心理的負担の増大、社会的・経済的不利益が生じる可能性があります。

(3) 治療を必要としない結節（しこり）やのう胞も発見されることや結果的に良性の結節であっても２次検査や細胞診を勧められることがあるため、体への負担、受診者やご家族にご心労をおかけしてしまう可能性があります。

　病気が見つかったら早期に治療するのが検診の本来の目的です。そういう意味ではメリットの (1) に書かれた「安心」は副産物でしかありません。たしかに不安にこたえるために始まった検査ではあるのですが、安心を第一のメリットにあげることには疑問が残ります。これについてはすぐあとでもう一度考えます。

　(2) の早期診断・早期治療については補足説明があって、「自覚症状等で発見される前に、超音波検査によって、甲状腺がんを発見することにより、がんによる死亡率を低減できるかどうかは科学的に明らかにされていません」とはっきり書かれています。ですから、必要性すらはっきりしない手術の副作用リスクを下げる可能性があるなどとメリットに書いてしまうのは誤解を招きます。また、この補足説明は先ほど書いた鈴木氏の説明を真っ向から否定するものだ

という点にも注目してください。

　(3) は一人ひとりの健康に関するメリットではないので、あげるべきではありません。そもそも放射線影響を知るための疫学調査は、少なくとも表向きはこの検査の目的ではなかったはずです。そういう意味で、ここにあげられたメリットは不適切なものばかりです。

　デメリットが書かれたのは進歩といっていいでしょう。デメリットの (1) が過剰診断です。ただ、過剰診断がなぜ重大な問題なのかについてはきちんとした補足説明がほしかったところです。過剰診断が無用な手術に結びつくことはもっと強調してよかったのではないでしょうか。(2) でがんと診断されること自体による不利益を明記したのはよかったと思いますが、「保険に入れない」など大きな不利益の具体例はいくつか挙げられたはずです。また、手術によるさまざまな合併症については補足で触れられていますが、例えば甲状腺を全摘出した場合には甲状腺ホルモン剤を飲み続けなくてはならなくなることなども伝えるべきでした。(3) はそれなりに踏み込んだかなという印象です。

　まとめると、デメリットで過剰診断に触れたことはある程度評価できますが、メリットを書いたのは大きな間違いです。特にメリットの (2) で「可能性があります」と根拠もなく書いたのはとてもまずい。これではまだ誤解されてしまいます。

3．医学研究の倫理

　かつては医学研究の名のもとに世界中でひどい人体実験が行われました。その反省に立って、医学研究を行うものが守るべき倫理を定めたのが『医学研究に関するヘルシンキ宣言』[*6] です。長いので、日本医師会訳から関係ありそうな部分だけ引用しますが、一度全文をお読みになることをお勧めします。

　4．医学研究の対象とされる人々を含め、患者の健康、福利、権利を向上させ守ることは医師の責務である。医師の知識と良心はこの責務達成のために捧げられる。

　7．医学研究はすべての被験者に対する配慮を推進かつ保証し、その健康と権利を擁護するための倫理基準に従わなければならない。

8. 医学研究の主な目的は新しい知識を得ることであるが、この目標は個々の被
　験者の権利および利益に優先することがあってはならない。

　どれほど医学的・科学的に意義がある研究でも、それが被験者の利益に反す
るなら行ってはなりません。では、福島の甲状腺検査はどうでしょうか。表向
きの目的は「見守り」でしたから、その意味では医学研究ではないのかもしれ
ません。しかし、これまで見てきたように、あきらかに放射線影響を知るため
の疫学研究という面は大きいのですから、やはりヘルシンキ宣言に従うべきで
しょう。ちなみに福島県立医大のウェブサイトには倫理委員会の説明として、
「本学で行われる人を対象とする研究が『ヘルシンキ宣言』及び文部科学省・
厚生労働省等が定める各種倫理指針が遵守され、適正に行われるよう審議する
ことを目的に設置されています」と書かれています。ヘルシンキ宣言を守るこ
とは県立医大に所属する研究者の義務です。
　いや、ヘルシンキ宣言など持ち出さなくても、受ける人の利益にならず害を
及ぼす可能性が高い検査なのだとしたら、そのような検査は常識で考えて倫理
的に許されないのではないでしょうか。あくまでも検査を受ける人の利益が最
優先のはずです。

　こういう話をすると、「安心」は利益ではないのか、とよく問われます。説
明文書でもメリットの第一に挙げられていました。たしかに「異常なし」と判
定されれば安心はできるでしょう。でも、実際に甲状腺がんと診断された人が
250人もいます。この検査はその人たちの利益になりましたか？　問題はそこ
です。がんと告げられた時の精神的なショックは大きかったでしょう。
　また、がんと診断されなくても結節やのう胞があるといわれただけで不安に
なる人たちもいます。安心を得る方法は「全員エコー」に限りません。希望者
だけの検査で充分だし、それどころか検査の必要すらありませんでした。説明
だけで充分に安心を得られる人もいるだろうし、みんなに安心してもらえるま
で丁寧に説明するのが国や県の責務だったはずです。
　そして、もうひとつだいじなことがあります。その「安心」とは本当に検査
を受ける子どもの安心ですか？　親の安心なのではありませんか？　ヘルシン
キ宣言は被験者の権利と利益をうたっています。今の場合、それは実際に検査

を受ける子どもであって親ではありません。

　放射線影響を知りたいのはわかります。でも、だいじなのは一人ひとりの子どもの健康であり利益です。子どもにとって有害無益な検査で疫学調査をしてはなりません。子どもの利益は研究者が放射線影響を知ることよりもはるかにだいじです。現状の甲状腺検査は医学研究倫理、あるいはもっと一般的な意味での常識的な倫理に反しています。ヘルシンキ宣言の精神に立ち返るべきです。

4．少なくとも「全員エコー」はやめよう

　厚生労働省が推奨しているがん検診は胃がん・大腸がん・肺がん・乳がん・子宮頸がんの5種類だけです。推奨されていない甲状腺の検査を38万人の子どもに行おうと考えたのはそもそも行き過ぎでした。そして、それが相当数の無用な手術を生んだのではないか、そういう疑念が持ち上がっているのです。たとえほんとうに手術が必要だった子どもが何人かはいるとしても、それが大多数でないかぎりは全員エコーという極端な検査を正当化することはできません。検査はメリットがデメリットを上回る時に限って正当化されます。

　ここで、あらためてひとつはっきりさせておきたいのですが、結局のところこの話に放射線影響の有無は関係ありません。放射線影響だろうがそうでなかろうが甲状腺乳頭がんに変わりはないので、危険度に違いはないし、症状がないのにそれをエコーで見つけてしまうのが有害無益である点にも変わりはありません。仮に放射線影響のがんであっても、検査で見つけてしまえば過剰診断は発生します。東電原発事故よりもっと甲状腺被曝量が多くて放射線影響で甲状腺がんか増えるおそれがある場合であっても、やはり症状のない子どもたちへの甲状腺エコーは害にしかなりません。だからこそIARC（国際がん研究機関）は「原子力事故後に甲状腺集団スクリーニングを実施することは推奨しない」と提言したのです。

　では、チェルノブイリ原発事故後に行われた子どもへの甲状腺検査はなんだったのでしょう。もちろん甲状腺がんが増えたのは間違いありませんし、それは検査したから分かった事実です。でも、その甲状腺がんをエコーで見つけたのは、今から振り返れば当の子どもたちにとっては不利益だったのではない

でしょうか。

　福島の甲状腺検査を立ち止まって考える機会は何度もありました。早ければ、3人のがんが報告された2013年2月の第10回委員会で、とにかくいったんとりやめる決断はできたはずです。なにしろその時点で1次検査すらまだ13万人しか済んでいなかったのですから、3人はあまりにも多すぎます。もちろん、先行検査が終わってその結果を見てもまだ本格検査を続けたのはほんとうにとんでもない話です。それなのに、検査は今も続いています。

　では、どうしたらいいでしょうか。少なくとも全員エコーという極端なやり方はやめるべきです。確かに、形式的には今でも任意で受けることにはなっていますが、学校検診が事実上の強制力を持っているのは本書の第4章で議論されているとおりです。ですから、希望者だけが医療機関で無料で検査を受けられる体制を整備するのがいいでしょう。その際には、放射線影響は考えられないことや過剰診断のリスクなどをきちんと説明する必要があります。今の説明文書にはあたかも検査にメリットがあるかのように書かれていますが、これではだめで、有害無益な検査だときちんと説明しなくてはなりません。それでもやっぱり検査を受けたいという人の希望には沿えばいいでしょう。ただ、その場合にも親ではなく子ども自身の意思を確認するべきです。いちばん若い子どもでももう10歳になりますから、自分の考えもあると思います。

　また、高校卒業後に5年ごとに行われる検査はかなり危険です。大人の甲状腺検査が相当な数の過剰診断を生むことは韓国やアメリカのデータではっきりしているからです。これは完全にやめるしかないと思います。

　最後にひとつ忘れてはならないだいじなことがあります。それはこれまでに甲状腺がんと診断されてしまった人たち、とりわけ手術を受けた人たちのことです。がん患者と認定されたことで今後さまざまな不利益が予想されます。これは検査を行った側の責任ですから、生涯にわたる補償を約束するべきです。補償をするのは福島県かもしれませんし、あるいはこんな事態にいたったおおもとは原発事故なのだから、国と東京電力が補償するべきかもしれません。とにかく、補償は絶対に必要です。その上で検査を縮小して、ほんとうにどうしても受けたいという人だけが受ける制度に変えるべきです。それも早急に変え

ることが求められています。

　原発事故は確かに起きました。でも、不幸中の幸いにも、子どもたちは健康被害がたくさん出るような大量被曝をまぬがれました。それなのに甲状腺検査のせいで健康被害が出ているのだとしたら、それは大きな過ちだとは思いませんか？　これは子どもの人権の問題でもあります。放射線だけが健康被害をもたらすわけではないということを改めて考えてみてください。

参考文献

＊1　鈴木眞一『検診発見での甲状腺癌の取り扱い 手術の適応』**内分泌甲状腺外会誌** 35: 70-76, 2018.

＊2　第2回放射線医学県民健康管理センター国際シンポジウム報告書.
http://kenko-kanri.jp/news/2nd_intl_symposium_report_published.html

＊3　Ahn HS Kim HJ Welch H, Korea's thyroid-cancer "epidemic"--screening and overdiagnosis. *N Engl J Med* 371:1765-1767, 2014.

＊4　ウェルチ、シュワルツ、ウォロシン『過剰診断：健康診断があなたを病気にする』北澤京子訳、筑摩書房、2014年（原書2012）.

＊5　『検査のメリット・デメリット』.
https://fukushima-mimamori.jp/thyroid-examination/uploads/merit_demerit_booklet_01.pdf

＊6　『ヘルシンキ宣言』（日本医師会による和訳）.
https://www.med.or.jp/doctor/international/wma/helsinki.html

＊7　福島県立医科大学『倫理委員会について』.
https://www.fmu.ac.jp/univ/sangaku/rinri.html

＊8　厚生労働省『がん検診』.
https://www.mhlw.go.jp/stf/seisakunitsuite/bunya/0000059490.html

＊9　国際がん研究機関（IARC）『原子力事故後の甲状腺モニタリングに関する提言』.
http://www.env.go.jp/chemi/chemi/rhm/Report1_Japanese.pdf

（菊池 誠）

第7章

原発事故と甲状腺

第1節　原発事故が起こると
　　　　なぜ放射性ヨウ素が出てくるのか

　原子力発電所（原発）で重大事故が起こって炉心にたまっていた放射性物質が漏れ出すと、なぜ甲状腺がんの発生が問題になるのでしょうか。原発事故と甲状腺のあいだには、両者を結びつけるものがあるからです。それが「ヨウ素」です。ヨウ素を結び目にして、どのようにして原発事故と甲状腺が関係しているのか。章のはじめに、そのことをお話ししましょう。

1．ヨウ素は超微量しか存在しないが、これがないと生きていけない

　ヨウ素は海藻などに豊富に含まれていますが、存在量はとても少ない元素です。地球の表層（地殻）には約90の元素が含まれていますが、ヨウ素は多いほうから数えて64番目で、わずか0.14ppm（ppmは100万分の1）にすぎません。最も多い酸素が47.4％ですから、ヨウ素はその約300万分の1です。海水中はもっと少なく、0.06ppmしか含まれていません。

　ヨウ素は、ヒトの体での存在量もごくわずかで、全身で10～20mgが含まれているだけです。ちなみに血液中のヨウ素濃度は0.06ppmであり、海水と同じなのが興味深いところです。

　ところがこのヨウ素がなければ、ヒトは生きていくことができません。そのため、「必須超微量元素」と呼ばれています。なぜ必須なのかというと、甲状腺ホルモンを作るためにヨウ素が必要だからです。そのために甲状腺には、体内に存在するヨウ素のほとんどが集まってきています。

図7-1は甲状腺ホルモンで、Iがヨウ素です。チロキシン１分子にはIが４つ、トリヨードチロニンにはIが３つ含まれていますね。

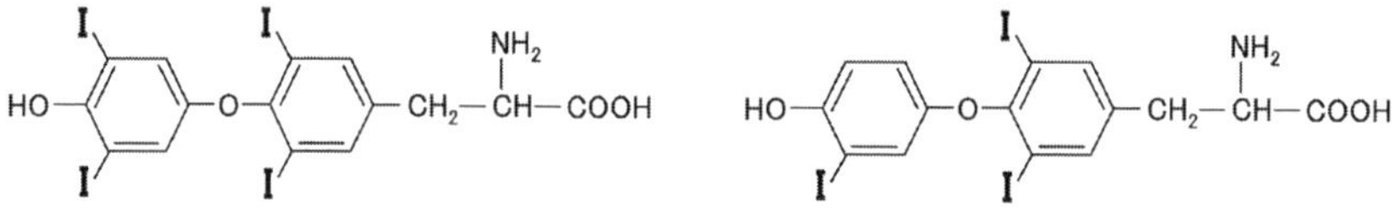

図 7-1　甲状腺ホルモン。チロキシン（左）とトリヨードチロニン（右）

　甲状腺ホルモンは、体内で行われている様々な化学反応（物質代謝）を制御する働きをしています。中でも重要なのが、体温の制御や胎児期から生後１〜３か月の大脳発達への関与といった働きです。

　甲状腺ホルモンはヒト以外の動物でも、いろいろな役割を果たしています。とりわけ有名なのが、おたまじゃくしがカエルになる時です。甲状腺ホルモンが、おたまじゃくしの尾がなくなっていく引き金を引いているのです。また、カレイやヒラメの仔が、左右対称から左右が異なった形に変態していくのも、甲状腺ホルモンの働きによるものです。

　甲状腺ホルモンはこのように、さまざまな動物でいろいろな役割を果たしています。このホルモンを作るためにヨウ素が必要なので、動物にとってもヨウ素は「必須超微量元素」となっています。ヨウ素は、正常に発育、成長、生命維持を行っていくためには、不可欠ということですね。

２．原発を運転すると放射性ヨウ素がたまっていく

　私たちが食べ物から得ているヨウ素は、時間が経ってもずっとヨウ素のままで別の元素に変わることはありませんから、「安定ヨウ素」と言います。ところが原発を運転すると、ヨウ素はヨウ素でも、時間が経つと放射線を出して別の元素に変わってしまうものができます。こういうヨウ素を「放射性ヨウ素」と言います。放射性ヨウ素が食べ物に入って体の中に取り込まれてしまうと、私たちの体は安定ヨウ素か放射性ヨウ素かの区別はできませんから、放射性ヨウ素も甲状腺に集まってそこで放射線を出し、周辺を被曝させてしまいます。

　原発を運転すると、なぜ放射性ヨウ素ができるのかをご説明します。原発の

炉心にはウラン 235 を焼き固めた核燃料（ウラン燃料）が入っていて、これに中性子をぶつけると核分裂反応が起こって、ウラン 235 は 2 ～ 3 個の破片（核分裂片）に分かれます。この時に中性子も出てくるので、それが別のウラン235 にあたって核分裂が続いていきます。同時に大量のエネルギーが発生するので、それで水を蒸気にかえて電気を起こしているわけです。

　ウラン 235 が 100 個核分裂すると、約 3 個のカドミウム 131 ができます。カドミウム 131 は放射能（原子が放っておいても自分で放射線出して、別の原子に変わってしまう性質）を持っているので、ベータ線（放射線の一種）を出してインジウム 131 になり、これがまた放射線を出してスズ 131 になるといったことが続いて、ヨウ素 131 ができます。図 7-2 にはそれぞれの半減期が書いてありますが、カドミウム 131 からテルル 131 までは速やかに放射線を出して別の元素に変わり、ヨウ素 131 は相対的に半減期が長いので原子炉にどんどん蓄積していくのです。

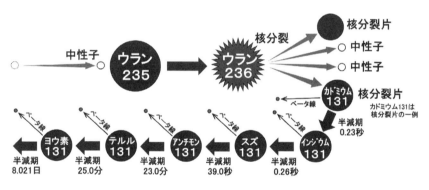

図 7-2　ウラン 235 の核分裂で放射性ヨウ素（ヨウ素 131）ができるまで
出典：日本原子力研究所『JNDC Nuclear Data Library of Fission Products』、JAERI 1287、
　　　88 頁（1983 年）をふまえて作成

　図 7-3 は、原子炉でウラン 235 が核分裂を起こした時に、どのような核種（核種は、原子番号、質量数などで決められる原子核の種類。原子番号は原子核の中の陽子の数で、この数が原子の化学的な性質を決めている。質量数は原子核の中の陽子数と中性子数の合計）ができるかを示したものです。核分裂収率は、ウラン 235が核分裂した際に生じる核分裂生成物（核分裂生成物のうち、分裂直後にできるものが分裂片）の量をパーセントで示したもの（100 個のウラン 235 が核分裂して、

３個の核分裂生成物ができたら、核分裂収率は３％）です。

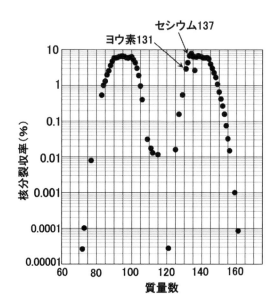

図 7-3　ウラン 235 の核分裂でできる核種

　２つの核分裂生成物に分かれる場合、同じような大きさにはならず、片方が
やや大きく、片方がやや小さくなります。図 7-3 を見ると、質量数 140 付近と
95 付近が多いですね。原発事故でヨウ素 131 とともに問題になるセシウム 137
は核分裂収率が 6.19％ですから、核分裂収率はかなり大きいことがわかります。
ヨウ素 131 の核分裂収率は 2.89％ですから、これも大きいと言うことができる
でしょう。

　ヨウ素 131 とセシウム 137 はいずれも核分裂収率が大きいのですが、原子炉
での蓄積の仕方はまったく異なっています。その原因は、ヨウ素 131 の半減期
が 8.021 日、セシウム 137 の半減期は 30.04 年と大きく異なっていることです。
図 7-4 は電気出力 100 万 kW の原子炉で、ヨウ素 131 とセシウム 137 がどのよ
うに蓄積していくかを示します。

　原子炉では核分裂に伴ってさまざまな放射性核種が蓄積する一方で、それら
は放射線を出しながら別の原子に変わっていきます。そのため、一定の時間が
経つと飽和状態に達して、それ以上は増えなくなります。飽和する時間は、半

減期が短いほど早くなります。半減期が 8 日と短いヨウ素 131 は、2 か月ほど
で飽和状態になります。ところがセシウム 137 の半減期は約 30 年なので、2
年以上が経っても原子炉で蓄積し続けていきます。2 年ほど運転された原発で
は、原子炉に蓄積したヨウ素 131 の放射能は、セシウム 137 の放射能の 10 倍
以上になります。

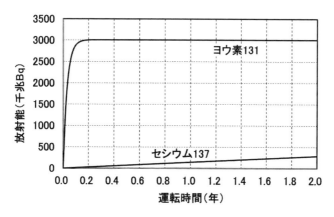

図 7-4 原子炉のヨウ素 131 とセシウム 137 の放射能

注：電気出力 100 万 kW の原子炉

3．原発で重大事故が起こるとヨウ素 131 はすぐに漏れ出す

　原子炉にはさまざまな放射性核種がたまっていますが、重大事故が起こった
場合に環境に漏れ出しやすいか漏れ出しにくいかは、元素の性質によって異な
ります。そのカギを握るのが揮発性で、沸点が低いほど揮発性が高くて漏れ出
しやすくなります（表 7-1）。ヨウ素は沸点が低いので、事故が起こるとただち
に原子炉から漏れ出してきます。ちなみに希ガスは事故直後に全量が放出され
るので、初期の外部被曝の原因になります。

　原発などの原子力施設で事故が起こった際にどれくらいの放射性ヨウ素が漏
れ出してくるかは、事故の状況によって違ってきます。

　旧ソ連・チェルノブイリ原発事故（1986 年 4 月 26 日）は、核暴走事故によっ
て 2 回の大爆発を起こし、原子炉本体と建屋が一挙に破壊されて黒鉛火災も発
生したため、大量の放射性物質が漏れ出しました。この事故によって、ヨウ素

131 は原子炉内の約 50% にあたる 1760 ペタベクレル（PBq、ペタは 10 の 15 乗）が放出されたと推定されています。一方、福島第一原発事故では、大気に放出された量は 160 PBq と推定されています。1 ～ 3 号機を緊急停止した際の原子炉のヨウ素 131 は 6000 PBq でしたから、放出量はその約 3 ％に相当します（チェルノブイリ原発事故と福島第一原発事故の比較は、第 7 章 2 節でくわしく論じます）。

表 7-1　原発事故の際の漏れ出しやすさの比較

		元　素	沸　点
漏れ出しやすい	希ガス	キセノン	−107.1℃
	揮発性	ヨウ素	184.3℃
		セシウム	678.4℃
	中　間	ストロンチウム	1384℃
		バリウム	1640℃
	不揮発性	プルトニウム	3232℃
漏れ出しにくい		ジルコニウム	4377℃

4．漏れ出したヨウ素 131 は化学種によって違った動きをする

原子炉から漏れ出したヨウ素 131 は、ヨウ素分子（I_2）、ヨウ化物イオン（I^-）、ヨウ素酸イオン（IO_3^-）といった化学種の違いによって、異なった動きをしながら環境に広がっていきます。I_2 は雨に溶けにくく、農作物の地上部の汚染にもっとも関与することが知られています。チェルノブイリ原発事故後はミルクなどの摂取制限が不十分だったため、牧草の地上部を汚染したヨウ素 131 が牛を介してミルクに移行し、内部被曝の原因となりました。一方、雨の中には IO_3^- がもっとも多く、次いで I^- が溶けていて、これらは土壌汚染の原因になります。地表に降下したヨウ素 131 は、かなりの降雨があっても下層に浸透しないことが知られています[*1]。

福島第一原発事故では、ヨウ素 131 が同年 3 月 22 日 ～ 23 日に東京都金町浄水場の浄水から、厚生労働省が定める水道水摂取制限の暫定基準値（1 kg当た

り 100 ベクレル（Bq /kg））を超えて検出されました。これは、ヨウ素 131 が放射性雲（プリューム）に含まれて関東地方に到達し、そのタイミングで雨が降ったために雨水に含まれて降下し、河川を流れ下った後に浄水場に流入したためと考えられています。

さらに、ヨウ素の化学的性質により浄水場で十分に除去できなかったことも要因と考えられています。雨の中で IO_3^- や I^- として存在しているヨウ素 131 が江戸川に流入し、希釈や除去の操作が行われたにもかかわらず、浄水に暫定基準値超過の濃度で検出されたのは、この 2 つの化学種が活性炭で除去することがむずかしいためです。そのため、東京都水道局では塩素処理を行って I_2 として、活性炭に吸着することが検討されました。[*2]

参考文献
* 1　結田康一ら「チェルノブイリ原発事故によるコムギ地上部と土壌の I-131 汚染—降雨の影響」**日本土壌肥料学雑誌**, 61(2):165-172, 1990.
* 2　大野 剛「福島第一原子力発電所事故により放出された放射性ヨウ素の環境汚染」**地球化学**, 54:214, 2020.

第 2 節　福島第一原発事故・チェルノブイリ原発事故と　　　　　　甲状腺被曝

福島第一原発事故の後に、「チェルノブイリ原発事故では何千人もの子どもで甲状腺がんが発生した。福島第一原発事故もチェルノブイリ原発事故と同じ、レベル 7 だった。だから、福島でもたくさんの子どもが甲状腺がんになる」という話が、一部で広がっていました。ところがこの話には、いくつもの大きな間違いが含まれています。そのことについて、この節でご説明します。

1. 同じ「レベル 7」でも 2 つの事故はまったく違う

福島第一原発事故は、チェルノブイリ原発事故と同じく「レベル 7」と評価

されています。ここでいうレベルとは、国際原子力・放射線事象評価尺度（INES）のことで、原子力施設や放射線施設の事故の重大性を評価した尺度であり、レベルが一段階上がることに深刻度が約 10 倍になるとされています。INES は、生じた被害の大きさに応じて、事故を「レベル 0」（安全上重要でない事象）から「レベル 7」（深刻な事故）までの 8 段階に分類します。

　それでは、福島第一原発事故とチェルノブイリ原発事故はいずれも「レベル 7」だから、同じ規模の事故なのでしょうか。実はそうではないのです。INES では、環境への放射性核種の放出量が、ヨウ素 131 換算で数十 PBq を超えるとすべて「レベル 7」となるからです。これが、INES の盲点の一つだと言われています。^{*1}

　2 つの事故を比較するために、福島第一原発事故とチェルノブイリ原発事故におけるヨウ素 131 の環境放出量を示したのが、表7-2 です。揮発性のヨウ素 131 の大気放出量は、福島第一原発事故ではチェルノブイリ原発事故と比べて約 11 分の 1 でした。ちなみに、放射性希ガスのキセノン 133 は、事故時に炉心にあったものが全量放出されます。そのため、蓄積量が多かった福島第一原発事故がチェルノブイリ原発事故より多く、1.7 倍が放出されました。

表 7-2　2つの事故による推定環境放出量の比較

	大気中への放出（PBq）	海洋への放出（PBq）	
		直接的	間接的
チェルノブイリ原発事故	1760		
福島第一原発事故	160	約10〜20	60〜100

注：間接的放出は、最初に大気に放出され、その後海洋表面に沈着したもの

　放射性核種の放出量の違いは、2 つの事故の違いを反映しています。チェルノブイリ原発にはそもそも格納容器がなく、水蒸気爆発と水素爆発によって原子炉は大きく破壊され、黒鉛火災も発生して 10 日間にわたって大量の放射性物質が漏れ続けました。そのため、本来は漏れ出しにくい不揮発性のプルトニウムなども、原子炉内の数％が環境に放出されてしまいました。

　一方、福島第一原発事故では、原子炉建屋の上部は水素爆発で破壊されましたが、格納容器に激しい破損は起こりませんでした。そして放射性物質は、1、

３号機では格納容器のベントによって、２号機では水素爆発で損傷した圧力抑制室から、それぞれ環境に放出されました。

このように、INES で同じ「レベル７」であっても、福島第一原発事故とチェルノブイリ原発事故では放出された放射性核種の種類と放出量は、大きく異なっています。

２．日頃のヨウ素摂取量もまったく違っている

原発事故でヨウ素 131 が環境に放出されると、細かいチリに附着して肺から体に入ったり、草に附着して牛が食べてミルクにして、それを飲んで口から入ったりします。そして、日本人では吸収された放射性ヨウ素の 10 ～ 30％が甲状腺に取り込まれるとされています。[*2]

体内に入ってきた放射性ヨウ素が甲状腺にどれくらい取り込まれるかは、その人が日頃、ヨウ素をどれくらい摂取しているかによって大きく変わってきます。ヨウ素が欠乏している人の場合、放射性ヨウ素が体内に入ってくると甲状腺に効率よく取り込まれます。一方、ヨウ素を日頃から十分に摂取している人は、甲状腺がすでにヨウ素で満たされているため、欠乏している人のようには放射性ヨウ素は甲状腺に取り込まれません。原発事故が起こった時にヨウ素剤を飲むのは、放射性ヨウ素が体内に取り込まれる前に、あらかじめ甲状腺を安定ヨウ素で満たしておくためです。

それでは、ヨウ素が足りているのか不足しているのかは、どのように判断すればいいのでしょうか。

甲状腺ホルモンから遊離したヨウ素、血液中のヨウ素の 90％以上は尿中に排泄されます。そのため、尿中のヨウ素濃度が直近のヨウ素摂取量のよい指標になり、尿中のヨウ素濃度を測定することでヨウ素が不足しているか否かが判断できます。WHO 報告書は、ヨウ素の尿中濃度が $100\mu g$ /L 以下を欠乏、50 μg /L 以下を重度の欠乏としています。[*3] チェルノブイリ原発事故で国土が汚染されたベラルーシは約８割の住民が $100\mu g$ /L 以下で、中央値（メジアン）は 45 μg /L と報告されていて、「中位の欠乏地域」に分類されています。

これに対して日本は、ヨウ素摂取量がむしろ多すぎる国として知られています。2007 年に東京で 654 人の小学生を対象にして尿中ヨウ素濃度の測定を行っ

たところ、中央値は 281.6 μg /L で 1000 μg /L を超えていた子も 16％いまし
た。WHO 報告書によれば、適切な尿中ヨウ素濃度は 100 ～ 199 μg /L で、200
～ 299 μg /L は超過、300 μg /L 以上になると有害な影響が出る可能性がある
とされています。[*3]

3. 福島第一原発事故後の甲状腺被曝量は
チェルノブイリ事故より 2 ケタ少ない

原子放射線の影響に関する国連科学委員会（以下、国連科学委員会）『2013 年
報告書』[*5]は、福島第一原発に近接した 12 市町村（双葉町、広野町、浪江町、楢
葉町、大熊町、富岡町、飯舘村、川俣町、南相馬市、田村市、川内村、葛尾村）から
避難した人々の事故直後 1 年間の線量を、避難前および避難中と、1 年のうち
残りの期間に避難先でそれぞれ被曝した線量を合計して推計しました。表 7-3
は甲状腺吸収線量の推定値で、成人は最大で約 35 ミリグレイ（mGy）、1 歳の
乳児は最大で約 80 mGy でした。ヨウ素 131 が出すベータ線やガンマ線の場合、
1 mGy ＝ 1 ミリシーベルト（mSv）と読みかえることができます。

表 7-3 12 市町村から避難した人々の事故直後 1 年間における
甲状腺吸収線量（mGy）の推定値

年齢層	旧警戒区域[*1]			旧計画的避難区域[*2]		
	避難前および避難中	避難先	事故直後1年間合計	避難前および避難中	避難先	事故直後1年間合計
成　人	0～23	0.8～16	7.2～34	15～28	1～8	16～35
小児、10歳	0～37	1.5～29	12～58	25～45	1.1～14	27～58
幼児、1歳	0～46	3～49	15～82	45～63	2～27	47～83

＊1：旧警戒区域は福島第一原発から 20km 圏内の陸土（双葉町、大熊町、富岡町の全域、
　　および楢葉町、広野町、南相馬市、浪江町、田村市、川内村、葛尾村の一部）。数値は
　　自然放射線源からの被曝線量への上乗せ分であり、各市町村の平均線量の範囲を示す。
　　住民一人ひとりが被曝した線量範囲を示したものではない。データが不十分な場合に
　　仮定を設けているため、これらの値は実際よりも過大評価している可能性がある。
＊2：計画的避難区域は事故後 1 年間の追加被曝線量が 20mSv を超えるおそれのある地
　　域（飯舘村の全域、および南相馬市、浪江町、川俣町、葛尾村の一部）
　　出典：国連科学委員会『2013 年報告書』

国連科学委員会『2013 年報告書』には、福島県の避難対象外地域に暮らしていた成人、10 歳児および 1 歳児における事故から 1 年間の甲状腺吸収線量の推定値も書かれています（表 7-4）。これによれば、成人は最大で 17mGy、10 歳児は 31mGy、1 歳児は 52mGy となっています。なお、ヨウ素 131 の摂取量（Bq、ベクレル）から甲状腺吸収線量を計算する際、年齢ごとに異なる実効線量係数（μSv/Bq）をかけて計算します。成人よりも幼児や小児が実効線量係数は大きく、同じ量を摂取しても甲状腺吸収線量は異なった値になります。

表 7-4　福島県の避難対象外行政区画の住民の事故から
1 年間の甲状腺吸収線量（mGy）の推計値

	甲状腺の吸収線量（mGy）
成　人	7.8〜17
小児、10 歳	15〜31
幼児、1 歳	33〜52

出典：国連科学委員会『2013 年報告書』

床次眞司（弘前大学）らは、福島第一原発から北西約 30km に位置する浪江町津島地区の 62 人（0 〜 83 歳）について、2011 年 4 月 12 〜 16 日に NaI（Tl）シンチレーションスペクトロメータを頸部にあてて甲状腺内ヨウ素 131 量を測定しました。得られたヨウ素 131 量に、吸入と経口摂取のそれぞれの実効線量係数をかけて求めたのが、表 7-5 の年齢層別の甲状腺等価線量（単位は mSv）です。吸入の場合に最も高かったのは、子ども（20 歳未満）では 23 mSv、成人では 33mSv でした。中央値は子どもと成人で、それぞれ 4.2mSv と 3.5 mSv でした。[*6]

床次らはこれらの結果を、チェルノブイリ事故での避難者の平均甲状腺等価線量 490 mSv と比較し、福島第一原発事故で推定される甲状腺等価線量ははるかに小さく、吸入と経口摂取の 2 つの経路のいずれでも 50mSv を超えることはなかったと推定されると述べています。

2011 年 3 月 15 日に浪江町津島地区では降雨があり、地上に多量の放射性物質が沈着しました。床次らは 3 月 15 日の午後の 4 時間にもっとも多くのヨウ素 131 を吸入したと推定し、大気中のヨウ素 131 最大推定濃度 2 万 5000Bq/㎥ を用いて、年齢別で甲状腺等価線量の推定も行っています[*6]（表 7-6）。

表 7-5　2011 年4月 12 ～ 16 日に測定された甲状腺ヨウ素 131 量と
それに相当する甲状腺等価線

年齢層	人 数	甲状腺の ヨウ素131量（Bq）	甲状腺等価線量（mSv）	
			吸 入	摂 取
0～9歳	5	N.D.～0.017	N.D.～21	N.D.～24
10～19歳	3	0.090～0.54	3.8～23	4.2～25
20～29歳	9	N.D.～0.59	N.D.～16	N.D.～17
30～39歳	6	N.D.～0.17	N.D.～4.4	N.D.～4.9
40～49歳	4	N.D.～1.5	N.D.～33	N.D.～37
50～59歳	10	N.D.～1.1	N.D.～31	N.D.～34
60～69歳	12	N.D.～0.20	N.D.～5.3	N.D.～5.8
70～79歳	3	0.090～1.5	2.3～31	2.5～34
80歳以上	2	N.D.～0.70	N.D.～19	N.D.～21
不 明	8	N.D.～1.4	N.D.～28	N.D.～30

注：「N.D.」は「検出されず」
出典：Tokonami S, *et al.Scientific Reports* 2(507):1-4, 2012 を一部改変

表 7-6　大気中ヨウ素 131 の最大推定値を用いた甲状腺等価線量の推定量

年 齢	4時間で吸い込む 空気の量（㎥）	ヨウ素131の 吸入量（kBq）	甲状腺実効線量 計数(mSv/kBq)	甲状腺等価 線量(mSv)
3か月	0.48	10.9±0.9	3.3	36±3
1 歳	0.86	19.7±1.6	3.2	63±5
5 歳	1.45	33.4±2.6	1.9	63±5
10 歳	2.55	58.5±4.6	1	56±4
15 歳	3.35	76.9±6.1	0.6	48±4

出典：Tokonami S, *et al. Scientific Reports* 2(507):1-4, 2012 を一部改変

　表7-7 はチェルノブイリ原発事故後の、ベラルーシでの甲状腺等価線量です。これを見ると、270 万人の子どもたちの 1.1%、すなわち約 3 万人が 1 シーベルト（Sv）、すなわち 1000mSv を超える被曝をしています。最大では 5900mSv と言われています。

　このように福島第一原発事故とチェルノブイリ原発事故では、甲状腺等価線量はおよそ 2 ケタの違いがあります。甲状腺がんについて考える上で、この違いをふまえることが重要です。

表 7-7　ベラルーシにおける年齢層別の甲状腺等価線量の分布

| 年 齢 層 | 甲状腺等価線量別の人口割合(%) | | | | | 人 口 |
(事故時)	0〜0.05Gy	0.05〜0.1Gy	0.1〜0.5Gy	0.5〜1Gy	1Gy以上	(百万人)
幼児・少年少女	60.1	19.3	16.3	3.2	1.1	2.7
大 人	81.4	7.3	10.6	0.69	0.01	6.8
合 計	75.5	10.6	12.2	1.4	0.3	9.5

出典：A Quarter of a Century after the Chernobyl Catastrophe : Outcomes and　rospects for the Mitigation of Consequences (National Report of the Republic of Belarus, 2011). を一部改変

4．見つかった甲状腺がんの年齢分布もまったく異なる

図 7-5 は、チェルノブイリ原発と福島第一原発の事故後に見つかった甲状腺がんの、年齢分布を示したものです。[*7]

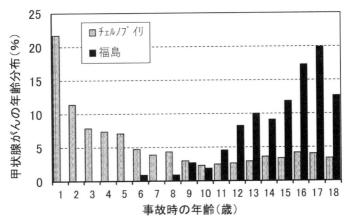

図 7-5　甲状腺がんの年齢分布の比較

出典：Williams D, *Eur Thyroid J,* 4(3):164-173, 2015.

　チェルノブイリ原発事故後は事故時の年齢が低いほど甲状腺がんが多く見つかり、年齢が上がるにつれて低下しています。ところが福島第一原発事故後は5 歳以下で甲状腺がんは見つかっておらず、10歳前後から年齢の上昇とともに甲状腺がんが増えていました。このように、甲状腺がんの年齢分布も 2 つの事故でまったく異なっています。[*8]

なお、チェルノブイリ事故後の子どもの甲状腺がんの年齢分布をくわしく見ると、10歳を超えるあたりから少しずつ増加しています。この増加は放射線被曝とは関係がなく、年齢が上昇するにつれて増えてくる甲状腺がんによると考えられます。すなわち、チェルノブイリ原発事故後にも過剰診断（スクリーニングをしなければ検出されず、生涯にわたって症状や死を引き起こさない甲状腺がんを検出してしまった）が起こっていたことが示唆されます。

5．国連科学委員会『2020年報告書』で推定被曝線量は小さくなった

　国連科学委員会は福島第一原発事故の発生から10年にあたって、2021年3月9日に『2020年報告書』を公表しました。この報告書は、福島第一原発事故による放射線被曝のレベルと影響に関連して、2019年末までに公表された関連するすべての科学的知見（査読付き論文と観測データ）をレビューしています。

　先に『2013年報告書』の知見についてご紹介しましたが、『2020年報告書』はどこが新しくなっているのでしょうか。

　まず『2013年報告書』ですが、これに用いられた知見のほとんどは2012年10月末までに刊行・公表されたものです。そのため、事故発生からさほど時間がたっていない時点での調査結果と仮説をふまえていることから、その評価結果には不確かさが内在している可能性もあるとして、被曝線量などの推定は保守的に（過小評価とならないように、大きめに）に行われています。

　その後、被曝線量に関する新しい知見が次々と明らかになり、『2013年報告書』の線量評価のいくつかは過剰な推定であったことを示す証拠が増えていきました。そして、国連科学委員会は約10年間に蓄積した科学的知見によって、不確かさの少ない報告書を出すことが可能になったと判断し、新たに『2020年報告書』を公表しました。この報告書での被曝線量の推定値は、『2013年報告書』と比較して減少または同程度となりました。同時に、「放射線被曝が直接の原因となるような将来的な健康影響は見られそうにない」という『2013年報告書』の結論は、まったく変わっていません。

　具体的に見てみましょう。表7-8は『2013年報告書』と『2020年報告書』で、福島第一原発に近い12市町村から避難した人々の甲状腺吸収線量の推定値を

比較しています。事故直後1年間で、成人は7.2 ～ 35 mSv が0.79 ～ 15 mSv へ、小児（10歳）は12 ～ 58 mSv から1.6 ～ 22 mSv へ、幼児（1歳）は15 ～ 83 mSv から2.2 ～ 30 mSv へと被曝量が小さくなっています。[*5, 9]

表 7-8　12 市町村から避難した人々の事故直後1年間における甲状腺吸収線量（mGy）推定値の比較

年齢層	2013年報告書				年齢層	2020年報告書		
	避難前および避難中	避難先	事故直後1年間合計			避難前および避難中	避難先	事故直後1年間合計
成　人	0～28	0.8～16	7.2～35		成　人	0.39～15	0.034～3.2	0.79～15
小児、10歳	0～45	1.5～29	12～58		小児、10歳	0.62～21	0.072～4.1	1.6～22
幼児、1歳	0～63	3～49	15～83		幼児、1歳	0.78～30	0.087～4.7	2.2～30

注：福島第一原発に近接した 12 市町村（双葉町、広野町、浪江町、楢葉町、大熊町、富岡町、飯舘村、川俣町、南相馬市、田村市、川内村、葛尾村）。数値は自然放射線源からの被曝線量への上乗せ分であり、各市町村の平均線量の範囲を示す。住民一人ひとりが被曝した線量範囲を示したものではない
出典：国連科学委員会『2013 年報告書』、『2020 年報告書』

　図 7-6 は、福島市民（29 万 6 千人）の事故直後 1 年間の甲状腺吸収線量の推定値の分布を示します。平均値は約 9 mSv、ほとんどの人は 3 ～ 20 mSv の範囲であり、ごくわずかの人が 60 ～ 70 mSv となっています。

　国連科学委員会『2020 年報告書』は、こうした知見をふまえて次のように述べています。[*9]

・被曝線量の推定値から推測されうる甲状腺がんの発生を評価したところ、対象としたいずれの年齢層においても甲状腺がんの発生は見られそうにない。
・福島県の子どもたちの間で甲状腺がんの検出数が、予測と比較して大きく増加している原因は放射線被曝ではない。
・甲状腺がん発生率の増加は過剰診断が原因であることを示唆する。

　この節で紹介した国連科学委員会をはじめ、多くの専門機関は福島県の子どもたちに見つかった甲状腺がんは放射線によるものではないと判断しています。すなわち、「甲状腺がんの『多発見』はスクリーニングが原因であり、過剰診断が起こってしまった」ということです。

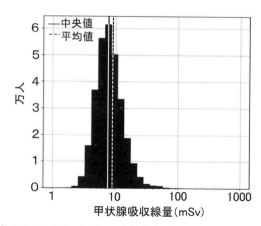

図7-6 福島市民（29万6千人）の事故直後1年間の甲状腺吸収線量の推定値

出典：国連科学委員会『2020年報告書』

参考文献と注

＊1 IAEA, INES User's Manual 2008 Edition. p.28, 2009.

＊2 吉沢康雄・草間朋子「日本人の甲状腺に関する正常値について」 **保健物理**, 11:123-128, 1976.

＊3 Iodine status worldwide―WHO Global Database in Iodine Deficiency. 2004.

＊4 Fuse Y, *et al.* Smaller thyroid gland volume with high urinary iodine excretion in Japanese schoolchildren. *Thyroid* 17:145-155, 2007.

＊5 国連科学委員会（UNSCEAR）、「UNSCEAR 2013年報告書」（日本語版）

＊6 Tokonami S, *et al.* Thyroid doses for evacuees from the Fukushima nuclear accident. *Scientific Reports* 2(507):1-4, 2012.

＊7 Williams D, Thyroid Growth and Cancer. *Eur Thyroid J* 4:164-173, 2015.

＊8 事故後の最初の3年間に見つかった、事故時の年齢ごとの甲状腺がん症例の年齢分布。それぞれで見つかった全甲状腺がん症例数に対する各年齢での症例数の割合を示しており、チェルノブイリと福島での甲状腺がんの発見数の比較はできない。

＊9 国連科学委員会 (UNSCEAR)、「UNSCEAR 2020年報告書」．

第3節　福島とチェルノブイリで遺伝子変異は全く異なる

　甲状腺がんの細胞では、特徴のある遺伝子変異がしばしば見つかります。福島第一原発事故後とチェルノブイリ原発事故後に見つかった甲状腺がんの遺伝子変異を調べたところ、両者でまったく異なった傾向があることがわかりました。ここでは、遺伝子変異がどのように違っていたかをご説明します。

1．ＤＮＡについた傷と「がん」

　がんの原因には、ウイルスや発がん物質、紫外線、放射線などがありますが、これらに共通する性質は、生物の DNA に傷をつける（DNA 損傷）ことです。DNA は細胞の核などにあり、生物の体を作るための遺伝情報が AGCT の 4 文字（塩基）で書かれていて、1 つの細胞で文字数は約 60 億もあります。

　DNA 損傷というと放射線を連想しますが、細胞の中で起こっている酵素反応の偶発的な失敗や、酸素を使った呼吸反応、熱、さまざまな環境物質も DNA 損傷を作っていて、放射線はむしろ少数派です。例えば、細胞にはエネルギー生産工場のミトコンドリアがありますが、代謝率が高いとミトコンドリア内の遊離酸素濃度が高まって、DNA 変異率が上がることが知られています。小さな動物ほど体重あたりの表面積が広くなるので熱が逃げやすく、代謝率が高くなる傾向があるので、ミトコンドリアの DNA 変異率は高くなります。[*1]

　1 つの細胞では毎日、何万もの DNA 損傷が起こっていますが、永続的な変異として残るのはごくわずかで、残りは DNA 修復系が効率よく除去してしまいます。DNA は 2 本のリボンが向き合ったようならせん状の構造（DNA 二重鎖）をしていて、この構造そのものも DNA 修復をしやすくしています。さらに、細胞の中には DNA 損傷をパトロールするたんぱく質があり、損傷をみつけると細胞分裂を止めて、その傷が修復されるのを待ちます。修復が完了すると細胞分裂が再開しますが、傷がひどくて修復しきれないと判断されると、その細胞は自分で死んでいきます（アポトーシス）。このようなチェック機構でも、生存にとって都合の悪い DNA 損傷を排除します。

　DNA にほんの少しの傷が残ってしまうことも、あってはならないことなの

でしょうか。生物が進化してきたのは、DNA に書かれた遺伝情報が変わったからであって、DNA がまったく変化しなかったら進化もおこりません。ヒトが誕生したのは、放射線などがつけた傷で DNA が変化してきたからです。

２．甲状腺がんに見られる遺伝子変異

DNA の AGCT の４文字は、３文字ずつ１組（コドン）でアミノ酸の種類を表します。例えば、GTA はバリン、GAA はグルタミン酸です。DNA の文字は mRNA に写し取られ（転写）、リボソームというたんぱく質製造工場で mRNA を読み取ってアミノ酸を結合していき（翻訳）、たんぱく質を作ります。

なお、１つの細胞で約 60 億文字（正確には、約 30 億文字のセットが２つ）という DNA のすべてが遺伝子ではなく、遺伝子は全体の２％ほどにすぎません。関連した部分も含めても、遺伝情報に関係しているのは約５％と考えられています。つまり、変異した DNA のすべてが遺伝子変異となるのではありません。

ところで、日本人の甲状腺がんのうち約 90％をしめる乳頭がんでは、BRAF 点突然変異と RET/PTC 再構成という遺伝子変異が特徴的に見られます。

点突然変異とは、DNA の文字のうち１つだけが別の文字に変わったものです。この変異によってアミノ酸が変わってしまうことがあり、そのことでたんぱく質の機能も変わり、さらに細胞のがん化の引き金になることがあります。

遺伝子の再構成は、ある遺伝子が DNA 二重鎖ごと切れてしまって２つになり、別の遺伝子も同じように切れて、それらの断片同士がくっついて融合遺伝子になったものです。こうした融合遺伝子も、点突然変異と同じように細胞のがん化の引き金となることがあります。

甲状腺がん細胞で遺伝子異常が見つかる BRAF 遺伝子や RET 遺伝子がつくるたんぱく質は、キナーゼ（たんぱく質の中のチロシンやセリン、スレオニンというアミノ酸のリン酸化を触媒する酵素）と呼ばれるものです。キナーゼは細胞内の情報伝達でたいへん重要な役割をはたしています。図 7-7 をご覧ください。

ヒトも含めた動物は、たくさんの細胞が集まってできている多細胞生物です。多細胞生物が生きていくには、それぞれの細胞が役割を適切に果たさなくてはならず、そのために細胞の間ではいろいろな情報のやり取りが行われています。

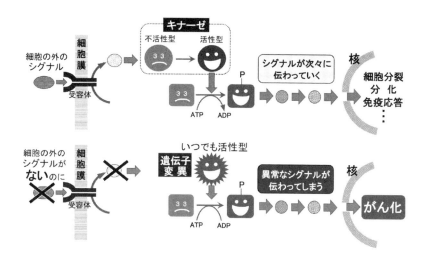

図 7-7 キナーゼの変異と細胞のがん化

　情報のやり取りをするために細胞が出す物質を「シグナル」といい、それを別の細胞が表面にある「受容体」で受け取って、シグナルの情報を細胞内の情報に変換します。細胞内の情報はシグナルの増幅や統合などを経て、最終的なターゲットとなる遺伝子やたんぱく質を制御することで、細胞分裂や分化、免疫応答といった作用が現れます。

　こういった一連の流れを「シグナル伝達」といいますが、シグナル伝達のいろいろな段階が異常になることが細胞のがん化の引き金になることが知られています。キナーゼはたんぱく質をリン酸化することによってシグナル伝達の役割を果たしており、BRAF 遺伝子や RET 遺伝子が変異してしまうとシグナル伝達に異常を来たしてしまい、がん化の道をたどり始めることがあるのです。

3．BRAF 遺伝子の点突然変異と RET 遺伝子再構成の違い

　細胞ががん化する際には、正常な遺伝子に点突然変異や融合などが起こって異常な遺伝子に変化し、その遺伝子ががん化の指令を発すると考えられています。このがん化の原因となる変化後の遺伝子を「がん遺伝子（oncogene）」、もとの正常な遺伝子を「がん原遺伝子（proto-oncogene）」といいます。

がん原遺伝子ががん遺伝子に変化すると、DNA に書かれた文字をもとにして作られるたんぱく質が、作られるべき時に作られなくなったり、逆に作ってはいけない時に作られたり、あるいは作るべき量から外れて多すぎる・少なすぎる量になってしまったり、といったことが起こってしまいます。

それでは、BRAF 遺伝子の点突然変異と RET/PTC 遺伝子再構成によって、どんなことが起こるのでしょうか。まず BRAF 遺伝子の点突然変異です（図7-8）。

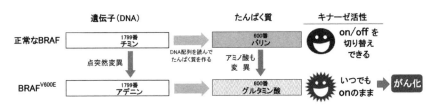

図 7-8　BRAF 遺伝子の点突然変異

BRAF たんぱく質はキナーゼ活性を持っていて、不活性型のたんぱく質をリン酸化します。リン酸化されたたんぱく質は活性型に変わり、これが引き金となって下流の細胞内シグナル伝達経路が活性化され、細胞増殖などを引き起こします。BRAF が正常な場合は、細胞外の刺激に応じて BRAF のキナーゼ活性は on/off の制御がされています。ところが BRAF が遺伝子変異を起こすと、キナーゼ活性が常に on になっています。すると下流の細胞内シグナル伝達経路が常に活性化された状態になってしまい、がん化への引き金が引かれます。

甲状腺乳頭がんで見られる BRAF 遺伝子変異のほぼ全てが、たんぱく質の中でキナーゼ活性をつかさどる領域のコドン 600（DNA 配列の上流側から数えて600 番目のアミノ酸を指定するコドン）で、T から A に変異したものです。そのためにアミノ酸のバリンがグルタミン酸に置き換わってしまい、キナーゼ活性の on/off の制御ができなくなって、on になりっぱなしになってしまうのです。

BRAF 遺伝子の変異はコドン 600 だけで起こるわけではなくて、長い DNA配列のあちこちで起こっているはずです。それなのに、コドン 600 以外のアミノ酸が変異しても、ほとんどの場合に BRAF はがん遺伝子になりません。正

常な BRAF の 600 番目のアミノ酸はバリンですが、コドンの 3 番目が変化しても バリンのままです。さらに、コドン 600 の 1 番目の G がそれ以外（A、C、T）に変わっても、あるいは 2 番目の T が G や C に変わっても、BRAF はがん遺伝子に変化しません。コドン 600 の 2 番目、つまり BRAF 遺伝子の上流から 1799 番目の T が A に変わり、それによってアミノ酸がバリンからグルタミン酸に置き換わった時に、BRAF はがん遺伝子である BRAF^{V600E} に変わってしまうのです。

　次に、RET/PTC 再構成についてご説明します。図 7-9 をご覧ください。

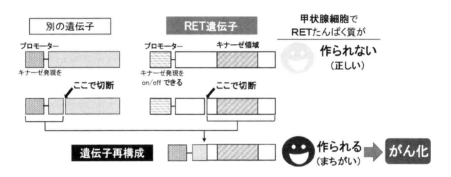

図 7-9　RET/PTC 遺伝子再構成

　正常な甲状腺細胞では RET 遺伝子はほとんど発現せず、RET たんぱく質は作られていません。ところが、DNA 二重鎖が切断された後の修復ミスで染色体異常が起こったりすると、RET 遺伝子が近くにある別の遺伝子（パートナー遺伝子）と結合して、融合遺伝子ができてしまう（RET/PTC 再構成）ことがあります。もともと RET 遺伝子の発現は、RET のプロモーター（DNA の情報を RNA に転写する反応を制御するための、遺伝子の上流にある配列）が制御していますが、融合によってパートナー遺伝子のプロモーターが制御するようになり、作ってはいけない RET たんぱく質が作られるようになってしまいます。RET タンパク質自身も異常になっているため、キナーゼは活性化しっぱなしの状態になってしまい、これががん化への引き金を引くことになります。

４．福島県で見つかった甲状腺がんの遺伝子変異と
その他のデータの比較

　光武範吏ら（福島県立医科大学、長崎大学）は、福島県県民健康調査の先行調査で甲状腺がんが見つかって手術した 68 人の方々（福島第一原発事故時に年齢が０～18 歳）について、切除した組織の DNA 配列を調べました。その結果、[*2]54 人で遺伝子変異が見つかりました。その内訳は、BRAF[V600E] 点突然変異が最も多く 43 人（63％）、RET/PTC などの遺伝子再構成は 11 人（16％）でした。このように福島県での甲状腺がんの遺伝子変異は、BRAF[V600E] 点突然変異が際立って多かったのが特徴です。

　それでは、チェルノブイリ原発事故後に見つかった甲状腺がんで、遺伝子変異はどうだったのでしょうか。

　ウクライナの 44 人の子どもたちで BRAF 点突然変異は、15 歳以下では 15人中０人（０％）、16 歳以上では 33 人中８人（24％）で見つかりました。[*3]これとは別のウクライナの 34 人の子どもたちでは、BRAF 点突然変異は４人（12％）、RET/PTC 再構成は 14 人（41％）で見つかりました。[*4]また、チェルノブイリ原発事故で被曝したウクライナの 10 歳以下の 26 人では、BRAF 点突然変異が３人（12％）、RET/PTC 再構成が 15 人（58％）で見つかりました。この論文では、同じような年齢構成で被曝していない 27 人の散発型甲状腺がんも調べられて、BRAF 点突然変異が７人（26％）、RET/PTC 再構成は７人（26％）でした。[*5]さらに別の、ウクライナで甲状腺がんが見つかった 65 人の子どもたちでは、点突然変異は 17 人（26％、被曝線量の平均値は 0.2Gy）、遺伝子再構成は 46 人（71％、同 1.4Gy）でした。[*6]遺伝子変異と甲状腺被曝線量の関係については別の論文でも、BRAF などの点突然変異が見つかった群は被曝線量が低く、RET/PTC などの遺伝子再構成が見つかった群は高いという有意な違いがありました。[*7]

　原爆被爆者の方々の甲状腺がんについても、遺伝子変異と被曝線量の関係が調べられています。その結果は、①被曝線量が低い場合（17 人、線量の中央値 11.8 mGy）は BRAF 点突然変異が 82％、RET/PTC 再構成は６％、②中程度の線量（17 人、同 205.2 mGy）は BRAF が 71％、RET/PTC が 12％、被曝

線量が多い場合（16人、同1011.5 mGy）はBRAFが13％、RET/PTCが50％、④対照群（被爆していない人、21人）はBRAFが77％、RET/PTCが5％でした。このように、被曝線量が少ないほどBRAF点突然変異の割合が高く、被曝線量が多くなるとRET/PTC再構成の割合が高くなっていくという関係がありました。なお、BRAF点突然変異があった28人の被曝線量の中央値は69mGy、RET/PTC再構成があった11人の中央値は960mGyでした。[*8]

　ここでご紹介した知見から、以下のように考えることができます。

① チェルノブイリ原発事故後に見つかった放射線影響がある甲状腺がんでは、RET/PTC再構成の頻度が高かった。
② 被曝線量と遺伝子変異の関係については、被曝線量が少ないほどBRAF点突然変異の割合が高く、被曝線量が多くなるとRET/PTC再構成の割合が高くなる。
③ 福島県の子どもたちに見つかった甲状腺がんの遺伝子変異は、BRAF点突然変異が多くRET/PTC再構成は少ない。

　こうした遺伝子変異に関する知見は、福島県で見つかっている甲状腺がんが放射線起因性ではないことを示すさまざまなデータと整合しています。
　なお、甲状腺がんでRET/PTC再構成が見つかる頻度が民族や地域などによって大きく異なっている、[*9]子どもの甲状腺がんで見られる遺伝子変異は放射線被曝の有無にかかわらずRET/PTC再構成が多く、BRAF点突然変異が多い大人の遺伝子変異とは異なっているという論文も出ています。[*8,10,11]DNA配列を読み取る技術が急速に進歩していること、それとともに遺伝子変異のデータは蓄積されていく途上にあることにも、留意しておく必要があると考えます。

参考文献

＊1　長谷川政美『進化38億年の偶然と必然』, 159頁, 図書刊行会, 2020.

＊2　Mitsutake N, et al. BRAF[V600E] mutation is highly prevalent in thyroid carcinomas in the young population in Fukushima: a different oncogenic profile from Chernobyl. *Scientific Report* 5, Article number:16976, 2015.

＊3　Kumagai T, et al., Low frequency of BRAFT1796A mutation in childhood thyroid carcinomas. *J Clin Endocrinol Metab*, 89(9):4280-4284, 2004.

＊4 Lima J, *et al.* BRAF Mutation are not major event in post-Chernobyl childhood thyroid carcinomas. *J Clin Endocrinol Metab*, 89(9):4267-4271, 2004.

＊5 Ricarte-Fiho JC, *et al.* Identification of kinase fusion oncogenes in post-Chernobyl radiation-induced thyroid cancers. *J Clin Invest*, 123:4935-4944, 2013.

＊6 Efanov AA, *et al.* Investigation of the relationship between radiation dose and gene mutation and fusions in post-Chernobyl thyroid cancer. *J Natl Cancer Inst*, 110(4):371-378, 2018.

＊7 Leeman-Neill RJ, *et al.* ETV6-NTRK3 is a common chromosomal rearrangement in radiation-associated thyroid cancer. *Cancer*, 120:799-807, 2014.

＊8 Hamatani K, *et al.* RET/PTC rearrangement preferentially occurred in papillary thyroid cancer among atomic bomb survivors exposed to high radiation dose. *Cancer Res*, 68:7176-7182, 2008.

＊9 Nakazawa T, *et al.* RET gene rearrangements (RET/PTC1 and RET/PTC3) in papillary thyroid carcinomas from an iodine-rich country (Japan). *Cancer,* 104:943-951, 2005.

＊10 Alzahrani AS, *et al.* Genetic Alterations in Pediatric Thyroid Cancer Using a Comprehensive Childhood Cancer Gene Panel. *J Clin Endocrinol Metab*, 105:1-11, 2020.

＊11 Powell N, *et al.* Frequency of BRAFT1796A mutation in papillary thyroid carcinoma relates to age of patient at diagnosis and not to radiation exposure. *J Pathol*, 205:558-564,2005.

(児玉 一八)

第8章

甲状腺検査に関する
さまざまな活動について

　福島の原発事故は地震・津波という自然災害に引き続き発生した原子力災害です。地震や津波だけでなく、大雨や洪水、干ばつ、台風など災害は時として私たちの生活に影響を及ぼします。災害が生じた時には、物質的、金銭的、人的支援が行われますが、災害時の調査研究は、この支援の一環として行われることが多々あります。もちろん災害研究は次の災害への準備のために重要なことですが、災害下で支援の一環として調査研究が行われることで、様々な問題も生じます。支援の一環として行われることにより、調査研究の対象者や住民はそれを「感謝して受け入れる」という状況が生まれるため、調査研究のマイナス面について、現実問題として注意が疎かになりがちです。

　2019年のNature誌にニュージーランドのガイヤール博士は災害下の調査研究が時として住民のためにならない方向に進んだり、住民の意思に反して行われたりすることを報告しました。そして災害後の調査研究にも行動規範（a code of conduct）を求めるべきであると述べられました。この論文は私たちに、「危機に見舞われた個人へのまなざしはどうあるべきか」を問うているのだと思います。

　最後に、この問いを自問し、現在の甲状腺検査のあり方に疑問を呈し、本当に住民のためにあるべき姿を模索しようとした人々が開始した活動について、私達が関与している範囲ですがそのいくつかを紹介したいと思います。

1．POFF（ぽーぽいフレンズふくしま）　https://www.poff-jp.com/

本書をお読みになり、現行の福島の甲状腺検査には多くの問題点があること

が分かっていただけたと思いますが、現実には甲状腺検査は福島では今も毎日行われています。毎日数百人が検査を受けているのです。検査が行われれば、結節（しこり）がある一定の確率で発見され、その中の一定数に甲状腺がんと診断される方が出てきます。甲状腺検査のあり方を議論する場であるはずの検討委員会の議論を待つ間にも、どんどん検査が続けられているのです。また学会などは福島の特別の状況に配慮してか、甲状腺検査に対するコメントなどは出されていない状況です。このような中で甲状腺がんと診断された人はどうしたらいいのでしょうか。

　主治医の先生やその周囲の方々に質問や相談ができて解決あるいは納得できる方は別として、多くの方々はこの検査の結果の意味や、放射線との関連について悩んだり迷ったりしていると思います。がんの方だけでなく結節だけど大丈夫と言われた方も、やはり同様のことで悩むこともあると思います。またのう胞と言われた方でも、異常なしと言われた方でも疑問がある方はいらっしゃるでしょう。あるいは検査を受けたらいいのかどうか迷うという人もいるかもしれません。受けたくないけど、学校で自分だけ受けないのは嫌だと悩む人もいるでしょう。

　このような方々の相談できる窓口になることを一つの目的として、POFF（ぽーぽいフレンズふくしま）という非営利活動団体は結成されました。ぽーぽいは暖かいという意味の福島の古い方言です。そして POFF は Preventing Overdiagnosis From Fukushima の頭文字で、過剰診断で苦しむ人や悲しむ人をなくしたいという願いが込められています。

　甲状腺検査に関する疑問や不安の個別の対応を行うことが POFF の主たる目的ですが、一方で、福島に限らず日本の多くの方々に、福島の甲状腺検査の問題点を分かっていただきたいとも思っています。このための活動も POFF の活動のもう一つの柱です。POFF 発足の趣旨はホームページにある趣旨書に記載しています。

　これらの活動を、専門家だけでなく住民と共同で行うのが POFF の特徴です。なぜなら、専門家の窓口は敷居が高く、不安や疑問があってもそれを直接ぶつけるのは難しい場合があると考えます。住民の方にも POFF に参加いただき、周りの人の疑問や不安を専門家にぶつける橋渡しをしていただいています。私たち専門家に、どんなことが分かりにくいのか、どんなことが知りたい

のか、どんなことで困ったり苦しんだりしているのかなどを教えてくれるのは、いつも住民の方々です。

　2020年はコロナ禍で思うように活動できなかった側面もありますが、相談業務の他にみちしるべの出版や学校で行われている放射線教育に関する住民の意見を、専門家に伝える活動なども行いました。これからも住民の方々が安心して、自信をもって暮らしていくための活動を行って行きたいと思っています。

２．若年型甲状腺癌研究会（JCJTC）

　　http://www.med.osaka-u.ac.jp/pub/labo/JCJTC/about.html

　過剰診断の問題は最近の医療技術の進歩に伴い、クローズアップされている問題です。特に甲状腺がんは過剰診断が生じやすいがんであり、特に子どもや若年者に発生する甲状腺がんは、初期には活発に増殖してもやがて増殖を停止するという自然史を持っています。詳細は第1章に解説されています。このような特徴を持つ若年型甲状腺がんに対して、超音波を用いてがん検診を行った時、過剰診断の不利益は非常に大きなものとなりますが、このことを多くの人に理解していただかなければ、福島の甲状腺検査をどう考えたらいいのか？の適切な答えは見えてきません。

　JCJTCは以下の会の概要にもあるように、放射線、甲状腺、疫学などのそれぞれの専門家が、所属する団体の利害を離れて活動しています。2020年の主な活動は、第1回甲状腺癌過剰診断国際シンポジウムをビデオレクチャーにて開催しました。ホームページにて講演動画を視聴することが可能です（http://www.med.osaka-u.ac.jp/pub/labo/JCJTC/SJ1.html）。またメンバーの論文の紹介やエッセイなども公開されていますので、ご覧いただければと思います。

JCJTCの概要

　「がん」というと早く見つけて早く治療しないと手遅れになる病気、というイメージがあると思います。しかし、最近若年者において発生初期には比較的急速に増大するものの、途中で成長を止めて一生悪さをしないという、まるでウサギとカメの話に出てくる昼寝してしまうウサギのようなタイプの甲状腺がんが高頻度で存在することがわかってきました。このようなタイプの若年型甲

状腺がんが、成人の中高年で発見される甲状腺がんとどのような関係にあるのかはまだ十分わかっていません。

　しかし、そこに焦点を当ててみることは医学的に喫緊の課題となっています。なぜなら、治療の必要のないがんを見つけてしまうことを過剰診断と呼びますが、若年者の甲状腺がんを過剰診断してしまうと心理的・社会的不利益を伴うことで中高年の方々よりもより深刻な被害をもたらしてしまうことが懸念されるからです。

　2011年以降、福島県の若年者を中心に甲状腺がんの罹患率がけた違いの上昇を示しています。そのほとんどは甲状腺超音波検査でたまたま見つかったものであり、多くが過剰診断の例である可能性が高いと考えられています。国連科学委員会は、2011年の東日本大震災に伴う福島第一原子力発電所事故による一般の方々の被ばく量は、統計的に放射線影響を見ることができないくらい低いと報告しています。

　若年型の甲状腺がんの自然史と過剰診断に関する世の中の理解が進まなければ、低線量の放射線の影響についても大きな誤解や混乱が生じます。また、過剰診断の可能性が高いと判断される現在の状況で甲状腺がんの超音波スクリーニングを続けることは、対象者にとってかえって不利益をもたらす懸念があります。

　このような状況は将来のある若者に健康被害が及ぶ可能性があるため早急な対策が必要です。一方、大規模な検診事業に伴って過剰診断が発生した場合は様々な利害関係が発生し、正しい科学情報の伝達がブロックされてしまうことで適切な対応が取れなくなってしまう現象が起こることが過去の事例からもわかっています。このような現状を鑑み、国内外の専門家が学会横断的に集まって結成された組織が若年型甲状腺癌研究会（JCJTC）です。

　それぞれの専門家が所属する団体の利害を離れてガイドラインの作成や講演会を通じて科学的に正確な情報を提供することで診療の適正化の道しるべを示すと同時に、従来のがんの概念では理解しがたい若年型甲状腺がんに関する調査・研究を行っていきます。この活動が国家レベルで発生した過剰診断の被害の抑制のモデルケースとなることを目指します。

コアメンバー

　植野　映　　つくば国際ブレストクリニック

　大津留　晶　長崎大学　原爆後障害医療研究所

　覚道　健一　和泉市立総合医療センター　病理診断科

　祖父江　友孝　大阪大学大学院医学系研究科　環境医学

　髙野　徹　　りんくう総合医療センター　甲状腺センター

　津金　昌一郎　国立がん研究センター　社会と健康研究センター

　日高　洋　　大阪大学大学院医学系研究科　病院臨床検査学

　緑川　早苗　宮城学院女子大学　食品栄養学科

海外メンバー

　Deborah H Oughton

　　Centre of Environmental　Radioactivity, Norwegian University of Life
　　Sciences　Norway

　Wendy Rogers

　　Department of Philosophy and Department of Clinical Medicine,
　　Macquarie University　　Australia

　Hanneke M van Santen

　　Pediatric Endocrinology, Wilhelmina Children's Hospital, Utrecht
　　Netherlands

　Vicki J Schnadig

　　Department of Pathology, University of Texas Medical Branch　　U.S.A.

3．こどもを過剰診断から守る医師の会

（SCO：Save Children from　Overdiagnosis）

　この会は、こどもたちを甲状腺がんの過剰診断の害から守ることを目的に結成された、甲状腺専門医を中心とした医療者の会です。過剰診断や福島の甲状腺検査に関する情報を積極的に発信していくために Twitter を使用しています（https://twitter.com/MKoujyo）。担当の方が毎日さまざまなことをつぶやいてく

れています。そのまなざしは福島の子どもたちに注がれています。

　またYouTubeを利用して過剰診断に関する動画を配信しています。現在動画は以下の2シリーズを公開しています。

（ア）徹底解説‼　福島の甲状腺がんの過剰診断　緑川×服部×髙野
　　　福島の甲状腺検査と過剰診断の問題を3人が話し合います。

　　　　第1回　過剰診断ってなに？
　　　　第2回　過剰診断はどんな害があるの？
　　　　第3回　過剰診断の被害はどうしてなくならないの？
　　　　第4回　医学倫理ってなに？
　　　　第5回　福島の甲状腺検査、結局どうしたらいい？
　　　　第6回　番外編

（イ）　おしえてまもるちゃん
　　こどもの甲状腺がんに関する疑問をSCOのマスコットキャラの「こうじょうまもるちゃん」が解説するシリーズです。

　　　　第1回　こどもの甲状腺がんってどんな病気？
　　　　第2回　福島の甲状腺超音波検査で原発の放射線で
　　　　　　　　甲状腺がんが増えているかどうかわかるの？
　　　　第3回　超音波検査で甲状腺がんを早くみつけたらいいことがあるの？
　　　　第4回　過剰診断ってなに？
　　　　第5回　過剰診断はどんな害があるの？
　　　　第6回　過剰診断の被害を抑えるのはなぜ難しいの？
　　　　第7回　福島の学校の甲状腺超音波検査は受けるべき？

（緑川 早苗・大津留 晶）

あとがき

　この本は東日本震災から10年目の2021年3月に出る予定でしたが、私のわがままで5か月遅れました。まずその経緯からお話ししたいと思います。

　私が福島の状況を直に目にする機会を得て強く思ったのが、この件は医学の歴史に残るものであり、専門家としては後世のためにしっかりと記録を残す義務がある、ということでした。チェルノブイリの時も過剰診断が起きていたのは確実なのですが、その実態がどうであったか、という点に関しては関係者から情報が出てこないため全くわかりませんでした。このことが福島での過剰診断の被害の拡大につながってしまったのです。

　しかし、検査の当事者が実情を語るということは非常に勇気がいることです。本書では第5章がそれに相当します。この章が無ければ本書はその存在の意味がない、と言ってもいいくらいの重要な部分ですが、実は最初は存在しなかったのです。

　緑川先生と大津留先生は福島の甲状腺検査の現場のことを熟知され、かつ正直に語っていただける唯一の専門家です。両先生は、検査のことを思い出すのもトラウマでありそれを文書に残すのは負担が大きい、とまでおっしゃっていましたし、まだ検査を担当されている頃、修行僧のような面持ちで検査のことを語っておられた姿も拝見しておりましたので、そもそも最初の段階で本書の執筆をよくぞ引き受けていただけたものだと思います。

　最初の原稿が完成した時に、そこをさらに私がお願いして、無理に無理を重ねて新たな章を今回の内容まで踏み込んで書いていただいたのです。本当に身を削るような思いをされたのではないか、と今更ながら申し訳なく思います。

　本書の第4章、第5章の2つの章は福島で起きたことを記録した貴重な一次資料として、今後の問題の解決のための重要な情報源となります。福島がチェルノブイリとは違ったコースを歩むための第一歩になるに違いありません。ですから読者の皆様にも、両先生方がどのような思いでこの文章を書かれたか、

という点まで思いをいたしてお読みいただきたいのです。

　医療者の方々、とくに医学系の学生さんたちは自分たちが先生方と同じ立場であったらどう行動したであろうか、ということを考えながら読んでみてください。震災直後から福島の子どもたちの検査の最前線に立ち、いちばん子どもたちのことを考えてこられた先生方が、なぜ検査の現場から去らなければならなかったのか。そこに日本の医療界が抱える深刻な問題を垣間見ることができます。

　専門家であること以前に、一人の医療者として、一人の人間として、検査や治療の対象とどう向き合うべきなのか。通常の医学教育では教えきれない学びがこのパートを読むことで得られるでしょう。この本はぜひ、医学系教育機関の教科書としても使っていただきたいと思っています。

　第6章を担当していただいた菊池誠先生は、福島の甲状腺検査の問題について、「自分は専門家じゃないんだけれど」とおっしゃりつつ、折に触れて発言されてきました。この点については、専門家の一人として私は非常に申し訳なく思っています。専門家がきちんとしたことを言わないからこそ、専門外の菊池先生がそれを代弁しないといけない状況になっていたわけですから。また、菊池先生は「自分が福島の甲状腺検査の問題について一番最初に指摘した」とおっしゃっています。でも、それに気が付いていた専門家は、おおやけに言わなかったというだけで多数いたのです。

　2011年に福島の子どもたちは重大な被曝を免れたようだ、という情報が流れたのにその翌年に甲状腺がんの子どもがたくさん見つかったら、誰でも子どもたちに悪いことが起こってるんじゃないか、と疑います。菊池先生の文章は福島の子どもたちに対する愛と憂慮にあふれています。なぜ誰も問題を指摘しないんだ、というもどかしさと、そうこうしているうちに日々甲状腺がんと診断される子どもたちがずるずると増えていく理不尽さをずっと感じておられたのだということが、この章を読むとよくわかります。

　第7章を担当していただいた児玉一八先生を私が初めて知ったのは、福島の甲状腺がんが問題になりだした頃に、私の論文を解説している「一般人」がいるらしい、という噂を聞いた時です。「一般人」というのは失礼かもしれませ

んが、おそらく福島の問題が明らかになるまでは甲状腺の病気の勉強はされていなかったのではないかと思います。

　自分で言うのもおかしいですが、私の論文（もちろん英語です）は「ウルトラ理系」の頭がないと理解が難しいものが多く、実際、医学系の学会で講演するといつもとんちんかんな質問がくるので閉口していたのです。「大丈夫かな？」と心配になったのですが、その解説を見てみるとこれが素晴らしい。一点の誤りもなく核心を捉えているのです。「ほおっ、こうして説明したらわかってもらえるのか」と以後の学生指導では遠慮なく使わせてもらいました。

　今回の解説も簡潔・明瞭であり、この道30年の私と意見が食い違ったのは1点だけ、それも論文の最新のアップデートの所のみ、という快挙です。いい意味で普通じゃありません。おそらく物事の本質を捉えることを知っておられるのでしょう。こういう方は過剰診断の意味を早々に理解された方々の中には結構おられるように思います。

　私の担当した第1〜3章ですが、従来の本にあるような、「こんな可能性もあるよ、あんな可能性もあるよ」という書き方はやめました。例えば、「若年者の甲状腺がんの早期診断は有害」とか「甲状腺がんは悪性化しない」とかいう話は、外国ではともかく国内の学会で出したら相当な反発を受けるでしょう。しかしこと福島の甲状腺検査に関する限り、専門家たちが科学的な確からしさよりも自分たちの立ち位置を優先したポジショントークを繰り返したことが混乱を招いてしまったのです。これらの章では、現時点で最も確からしい解釈しか書いてありません。

　そして、年月がたって明らかになってくる事実は必ず本書に書いてある通りの様相を呈してくるであろうと断言しておきます。逆に言うと、そのような自信がないことは書いておりません。そして、福島の子どもたちに起こっているのは間違いなく過剰診断であり、それ以外である可能性はありません。

　最後に、社長になりたてのたいへんな時期に本書の企画を立ち上げていただいたあけび書房の岡林信一さんに感謝を申し上げたいと思います。そもそも過剰診断の問題にかかわるとろくなことがありません。誰からも（被害者からさえもです）感謝されないし、多くの人たちから邪魔者扱いされ、誤解されて非

難を受ける、というのがお決まりのコースです。そんな中で、火中の栗を拾ってくれる岡林さんのような方が一人、また一人と現れてやっと本書が発刊できる環境が整ったのです。

　第5章で出てきた福島の子どもたちの話を思い出してください。私が聞いた話では、子どもたちは甲状腺検査は自分たちに害があると知った後でも、それでも検査を受ける、と言うそうです。その理由は、お父さん・お母さんが喜ぶから、自分たちがデータを出すことで自分たちの故郷である福島が大丈夫なんだって証明できるから、です。なんとけなげなことでしょう。こんな状態に子どもたちを置いておいていいんでしょうか。要するにおとながみんな悪いんです。

　この「おとな」の中にはこの検査が今日のような災厄をもたらすこと予想していながら、しばらく高みの見物をしていた私も含みます。自分への反省も込めて、あとがきとさせていただきます。本書がおとなたちが目を覚まして、「子どもたちを守る」という本来やるべき行動を起こすきっかけになることを願っています。

（髙野　徹）

著者略歴

髙野　徹（たかの　とおる）
高校まで佐渡島で育つ。東京大学理学部天文学科卒業後、大阪大学医学部に学士入学、同大学院修了。医学博士。大阪大学講師を経て現りんくう総合医療センター甲状腺センター長兼大阪大学特任講師。専門は甲状腺がんの分子病理学。
2000年に従来の多段階発がん説に変わる甲状腺がんの発がん理論として、発生学との関連性に注目した芽細胞発がん説（fetal cell carcinogenesis）を提唱。現在この説は、甲状腺がんにおける早期診断・早期治療が過剰診断の弊害をもたらすことを最初に予見したものとして国際的に広く知られている。日本甲状腺学会甲状腺専門医、日本甲状腺学会七條賞受賞。2019年よりヨーロッパ甲状腺学会小児甲状腺腫瘍診療ガイドライン作成委員。

緑川　早苗（みどりかわ　さなえ）
1968年福島県（会津）生まれ。1993年福島県立医科大学医学部卒業。医学博士。専門を内分泌代謝学とする内科臨床医。福島県立医科大学糖尿病内分泌代謝内科講師を経て、原発事故後は放射線健康管理学講座（准教授）に異動し、甲状腺検査の実務、管理に携わる。2020年4月より宮城学院女子大学教授。福島県甲状腺検査の疑問や不安に応えるための任意団体POFF（ぽーぽいフレンズふくしま）共同代表。
著書：共著に『みちしるべ —甲状腺検査の疑問と不安に応えるために』（POFF出版）。

大津留晶（おおつる　あきら）
1957年長崎市生まれ。1982年長崎大学医学部卒業、1988年長崎大学大学院医学研究科修了、医学博士。専攻は内科学、被ばく医療学。長崎大学・第一内科、同・原爆後障害医療研究施設を経て、2003年より長崎大学病院・国際ヒバクシャ医療センター副センター長（准教授）、2011年より福島県立医科大学医学部・放射線健康管理学講座主任教授。県民健康調査・甲状腺検査部門長を2015年〜18年に担当。2020年より長崎大学客員教授。POFF（ぽーぽいフレンズふくしま）の共同代表。
著書：共著に『21世紀のヒバクシャ —世界のヒバクシャと放射線障害研究の最前線』（長崎新聞新書）、『放射線災害と向き合って』（ライフサイエンス出版）、『みちしるべ —甲状腺検査の疑問と不安に応えるために』（POFF出版）など。

菊池　誠（きくちまこと）
1958年生まれ。1986年東北大学大学院理学研究科博士後期課程・物理学専攻修了、理学博士。専門は生物物理学、統計物理学、計算物理学。大阪大学理学部助手・同助教授を経て、現在、大阪大学サイバーメディアセンター教授。
著書：単著に『科学と神秘のあいだ』（筑摩書房）、共著に『いちから聞きたい放射線のほんとう』（筑摩書房）、『おかしな科学：みんながはまる、いい話コワい話』（楽工社）、『もうダマされないための「科学」講義』（光文社新書）など。

児玉　一八（こだま　かずや）
1960年福井県武生市生まれ。1980年金沢大学理学部化学科在学中に第1種放射線取扱主任者免状を取得。1988年金沢大学大学院医学研究科博士課程修了。医学博士、理学修士。専攻は生物化学、分子生物学。現在、核・エネルギー問題情報センター理事、原発問題住民運動全国連絡センター代表委員。
著書：単著に『活断層上の欠陥原子炉　志賀原発 —はたして福島の事故は特別か』（東

洋書店)、『身近にあふれる「放射線」が3時間でわかる本』(明日香出版社)、共著に『放射線被曝の理科・社会 —四年目の「福島の真実」』(かもがわ出版)、『しあわせになるための「福島差別」論』(同)、『福島第一原発事故10年の再検証』(あけび書房) など。

福島の甲状腺検査と過剰診断

2021年7月26日　第1刷発行 ©

　著　者 — 髙野徹、緑川早苗、大津留晶
　　　　　　菊池誠、児玉一八
　発行者 — 岡林信一
　発行所 — あけび書房株式会社
　　　　〒120-0015　東京都足立区足立 1-10-9 - 703
　　　　　☎ 03. 5888. 4142　FAX 03. 5888. 4448
　　　info@akebishobo.com　https://akebishobo.com
　　　　　　表紙イラスト／ひぐちキミヨ
　　　　　　印刷・製本／モリモト印刷
　　　ISBN978-4-87154-190-9　c3047